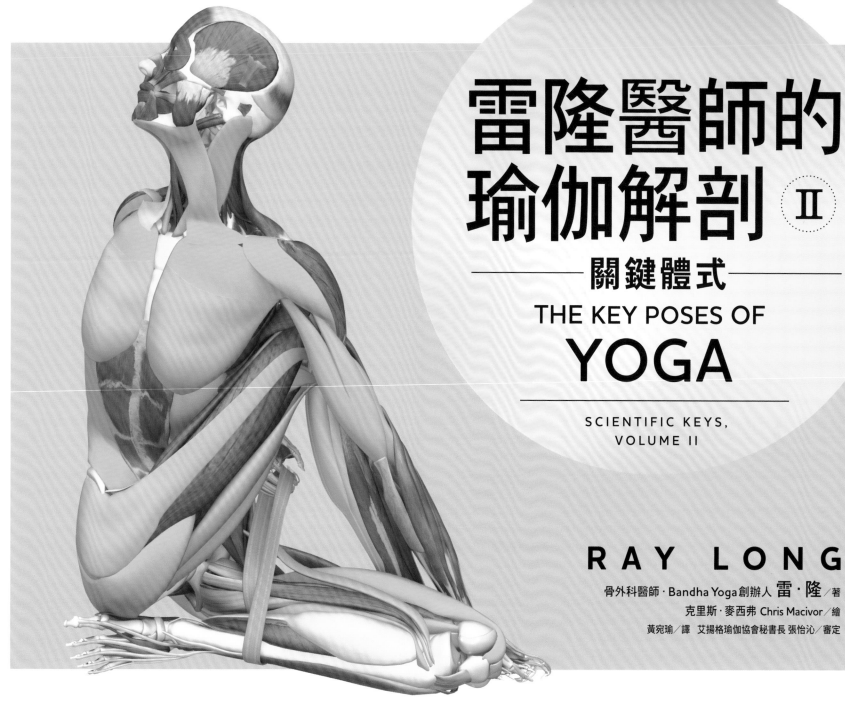

雷隆醫師的
瑜伽解剖 II
─── 關鍵體式 ───
THE KEY POSES OF
YOGA

SCIENTIFIC KEYS,
VOLUME II

RAY LONG

骨外科醫師・Bandha Yoga 創辦人 **雷・隆**／著

克里斯・麥西弗 Chris Macivor／繪

黃宛瑜／譯 艾揚格瑜伽協會秘書長 張怡沁／審定

目次 Contents

台灣新譯版獨家 作者序：
願本書能爲台灣讀者開啟更穩健的瑜伽之道　004

審定序：幫助練習者呈現自性、回歸真我的體式入門
——台灣艾揚格瑜伽秘書長 張怡沁　006

如何使用本書　007

前言　010

PART 1　原理 Theory　013

伸展生物力學 Biomechanics of Stretching　**014**

伸展生理學 Physiology of Stretching　**022**
· 肌梭牽張接受器 024　· 交互抑制作用 028　· 高爾基肌腱器 030

結合生物力學和生理學做伸展
Combining Biomechanics and Physiology　**034**

喚醒肌肉 Muscle Awakening　**036**

肌肉徵召和鎖印 Recruitment and Bandhas　**042**

十牛圖 The Ten Bull Pictures　**044**

PART 2　練習 Practice　047

預備體式 Preparatory Poses　**048**
· 牛面式——伸展肩關節 050　· 髖的內旋肌群和伸張肌群 052
· 伸展腰肌群和股四頭肌 054　· 鷹式——手臂和肩部 056
· 伸展肩伸肌（利用椅子）058　· 伸展肩屈肌群 060

拜日式 Sun Salutations　**062**

站立體式 Standing Poses　**066**
· 山式 068　· 加強前屈伸展式 070　· 樹式 072
· 三角式 074　· 勇士二式 076　· 側角式 078
· 半月式 080　· 加強側伸展式 082　· 勇士一式 084
· 勇士三式 086　· 反轉三角式 088　· 扭轉側角式 090
· 加強分腿前屈伸展式 092　· 鷹式 094　· 坐椅式 096

開髖 Hip Openers　**099**
· 束角式 100　· 仰臥手抓腳趾伸展式（屈膝版）102
· 仰臥手抓腳趾伸展一式 104　· 仰臥手抓腳趾伸展二式 106
· 仰臥手抓腳趾伸展式（扭轉變化式）108

前彎 Forward Bends　**110**

· 頭碰膝前屈伸展坐式 112　· 杖式 114

· 半英雄面碰膝加強背部伸展式 116　· 半蓮花加強背部伸展式 118

· 加強背部伸展式 120　· 船式 122　· 併腿手抓腳趾式 124

· 扭轉頭碰膝前屈伸展坐式 126　· 門閂式 128　· 龜式 130

扭轉 Twists　**133**

· 坐姿扭轉 134　· 聖哲馬里奇三式 136　· 聖哲馬里奇一式 138

· 半魚王式 140

後彎 Back Bends　**142**

· 蝗蟲式 144　· 上犬式 146　· 東方延展式 148　· 駱駝式 150

· 弓式 152　· 上弓式 154　· 單腿鴿王一式 156

手平衡 Arm Balances　**158**

· 下犬式 160　· 側平板式 162　· 四肢支撐式 164　· 手倒立式 166

· 烏鴉式 168　· 螢火蟲式 172　· 孔雀式 174

倒立 Inversions　**177**

· 頭立式 178　· 肩立式 182　· 犁式 186

恢復體式 Restorative Poses　**191**

· 嬰兒式 192　· 有支撐的橋式 194　· 倒箭式 196

· 攤屍式 198

附錄 A　人體動作指南　200

附錄 B　解剖學重要名詞索引　212

附錄 C　體式中梵英文對照　222

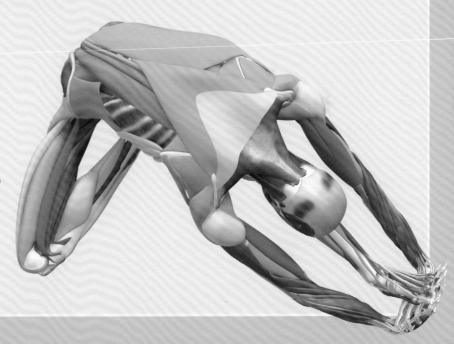

願本書能爲台灣讀者開啟更穩健的瑜伽之道

醫學博士 雷・隆（Raymond A. Long）

在此向我的台灣讀者致上最誠摯的問候！

我第一次接觸瑜伽是在40多年前，當時我還是密西根大學的醫科生。瑜伽課在基督教青年會（YMCA）地下室的水泥地上進行，這是當時安娜堡（Ann Arbor）唯一學習瑜伽的地方。沒有瑜伽墊，學生們自備毯子來做攤屍式。我特別提出這件事，是爲了強調瑜伽練習至今已經有多麼長遠的發展了。

完成醫學院學業之後，我前往印度，第一次造訪位於普那的拉瑪瑪妮艾揚格瑜伽紀念學院。在那裡我有幸跟隨艾揚格大師（B.K.S. Iyengar）進行深入學習。當我準備離開印度時，我去圖書館向艾揚格大師道別。他每天下午都在圖書館回覆來自世界各地的郵件，並撰寫有關瑜伽的文章。他叫助手給我們每人一杯奶茶。我們聊了聊我在印度的經歷，然後他停了下來，若有所思地看著我說：「我相信你會利用你的醫學訓練，從西方科學的角度理解瑜伽。」

回到西方之後，我接受了骨外科的醫師培訓，並完成了許多專業進修，包括關節重建、運動醫學和肩肘外科手術等等。在我的骨外科訓練期間，我開始將我學到的知識融入我的瑜伽練習。我清楚意識到，西方科學知識尤其是解剖學和生物力學知識，可以直接應用於瑜伽練習。我先分析體式（姿勢）中關節的位置，然後查看涉及的結構。哪些肌肉得到了伸展？哪些肌肉在收縮？哪些結構有風險並需要保護（如半月板、韌帶）？我也開始應用西方的伸展技術，如本體感覺神經肌肉促進（proprioceptive neuromuscular facilitation, PNF）來輔助伸展。我分析了呼吸所涉及的肌肉，並利用這些知識來加強我的瑜伽呼吸練習。這樣的啟蒙加速了我的進步，幫助我避免受傷，使我能夠更進一步開展並增強瑜伽帶來的益處。

我開始向我的瑜伽同伴教授解剖學和生物力學，他們也體驗到了將西方科學知識與瑜伽練習結合的好處。於是他們鼓勵我寫一本關於解剖學和瑜伽的書。但如此龐大的主題，該從哪裡開始？任何知識之旅，都必須從打好

古印度聖哲、《瑜伽經》作者
帕坦伽利（Patanjali）說：
精通之道在於科學和藝術的平衡。
科學知識就像藝術家調色盤上的顏料，
知識越豐富，可用的顏色越多。
身體是畫布，瑜伽體式就是我們創造的藝術。

基礎開始。西方科學有一些基礎知識正好可以用於瑜伽入門練
習，於是我在近20年前寫了《雷隆醫師的瑜伽解剖Ⅰ：關鍵肌
肉》這本書，以解剖學和生物力學的概念，引導身體在瑜伽練
習中準確動作。後續再出版《雷隆醫師的瑜伽解剖Ⅱ：關鍵體
式》，將前書的知識進一步融合進瑜伽體式和呼吸法中。這兩
本書囊括了現代瑜伽練習中最根本的必要知識和概念，是我多
年來從瑜伽中體悟的練習精髓，願這套入門知識能為台灣讀者
開啟更穩健的瑜伽之道，並祝福每一位練習者在瑜伽修練中駕
輕就熟、暢行無阻！

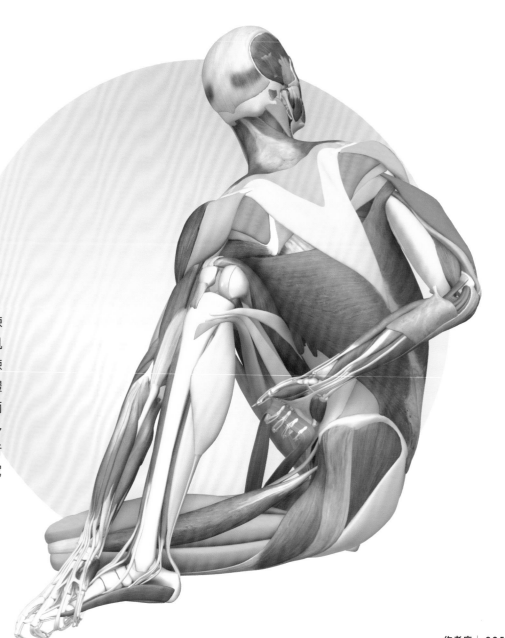

幫助練習者呈現自性、回歸眞我的體式入門

台灣艾揚格瑜伽秘書長 張怡沁

願意翻開這本書的讀者，可能都聽說或體會過瑜伽帶給身體的好處，像是體力進步和柔軟度改善。而這些效果都深深連結到身體解剖的科學。作者雷隆醫師以自身的艾揚格瑜伽練習爲基礎，寫成這本書。艾式瑜伽獨特的地方在於，每個體式都有各自的正位。艾揚格上師累積多年經驗研究人體構造，以及這些構造如何影響到瑜伽練習，在他的指導中注入解剖觀念，聚焦在如何達到適切正位，以及運用輔具來協助練習者找到自己的正位。

正位原則適用於所有程度，從初學者到進階練習者都能有收獲。以基礎站姿山式爲例，在初級課裡會聽到的指令，包括啟動股四頭肌上提膝蓋、大腿內側彼此靠近、同時尾骨延長往地面、胸部上提往天空等等，這些行動皆能爲體式帶來平衡與穩定，恰當的正位自然會爲身體創造自在和輕盈的感受。

就更進階的體式來說，像是手倒立和頭倒立，適切的正位就更爲關鍵，因爲只要有一點不夠準確，輕則帶來不必要的壓力與緊繃，重則造成傷害。從基礎體式學到的正位原則，能帶著練習者更有信心的切入挑戰性高的困難體式，也更清楚身體各部位的位置。

艾揚格上師曾說：「體式若是做錯，表示構成體式背後的智性、意識，以及核心，都跟著錯位了。」這又回到了「完美的正位來自身體、心智，與自性的合一。」這本書幫助練習者在智性上去理解不同體式達到身體正位所需要的解剖知識，而將這份理解從頭腦（智性）傳遞到身體各個角落，要靠練習者本身的意識專注，加上呼吸（prana）傳遞能量，於是每次練習都是呈現自性和回到眞我的過程。祝福每位讀者不僅藉由瑜伽改善身體健康，也能達到身心平衡與穩定。

如何使用本書
How To Use This Book

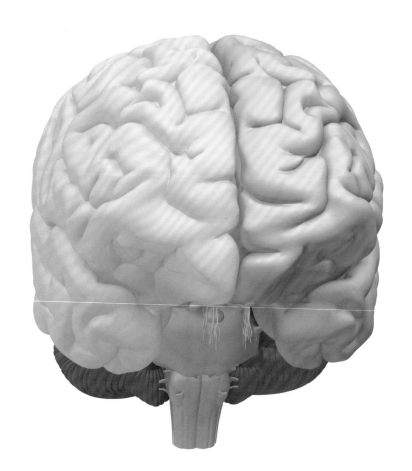

用右腦練習瑜伽

右腦掌管創造力和空間感知，因此視覺藝術家一般都用右腦創作。例如，藝術家畫手肘通常不會問手肘應該長怎樣，他們會摒棄先入為主的想法，轉換成視覺思維模式。從形態、角度、光、影等方面去琢磨，獨一無二的畫面自然而然地從腦海浮現。貝蒂・愛德華（Betty Edwards）博士的開創性著作《像藝術家一樣思考》（木馬文化出版）對此有相當透徹的闡述。

練瑜伽也差不多如此。以「下犬式」為例，先觀察「形」，手臂、雙腿是伸直的，髖關節是屈曲的。接著，啟動最能塑造這幾個關節動作的肌肉。收縮肱三頭肌把手肘打直，收縮股四頭肌伸直膝關節，收縮髖屈肌，以屈曲軀幹。一旦對功能性解剖學有了基本掌握，將來練瑜伽不管遇到什麼體式，皆可加以應用。如此一來，我們就能用肌肉骨骼系統打造體式的「形」，就像拿畫筆或鑿子雕琢藝術品一般。練瑜伽時，將認知轉化成右腦思維，會更容易進入出神一般的冥想狀態。

本書將教你怎麼啟動、放鬆特定肌肉，以加深和改善瑜伽體式。先採「完形法」（Gestalt），一開始單純欣賞圖片就好，讓圖像滲透進潛意識。接著拆解體式：觀察每個關節動作，關節周圍的肌肉全都試著啟動看看。

梵文Drishti的意思是專注，又稱為凝視點。練習時可以利用你學到的人體知識來創造「Drishti」。不管練什麼體式，建議一次聚焦一塊肌肉。聚焦大肌肉，用大肌肉做特定動作，再用小肌肉細修。動作輕柔和緩，隨著時間的累積，你對解剖學和生理學的了解將日益鞏固，因為每練完一趟，大腦會下意識將你所學一切跟體式動作融會貫通。

最重要的是，享受樂趣，安全練習。

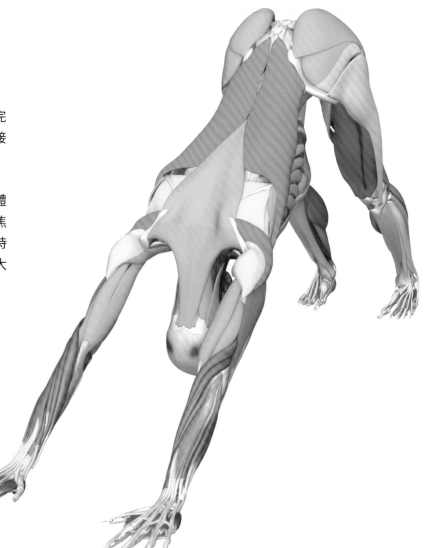

PART 1　原理

介紹科學原理，也就是瑜伽的生物力學和生理學。

PART 2　練習

介紹體式動作。我們將啟動（收縮）的肌肉標藍色，伸展的肌肉標紅色。全書利用大量插圖，講解每個體式的肌肉骨骼系統。

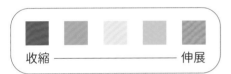

收縮 ———————— 伸展

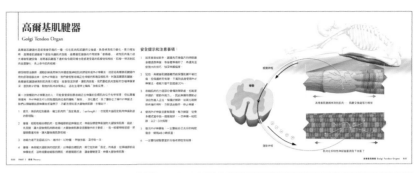

高爾基肌腱器
Golgi Tendon Organ

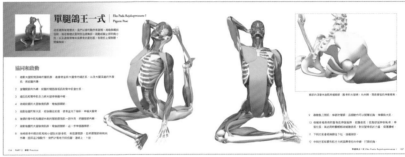

單腿鴿王一式 | Eka Pada Rajakapotasana 1
Pigeon Pose

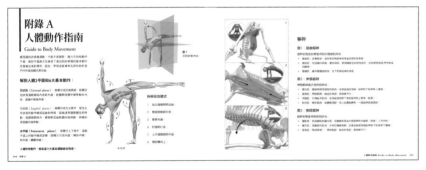

附錄A　人體動作指南

「人體動作指南」介紹個別關節動作。

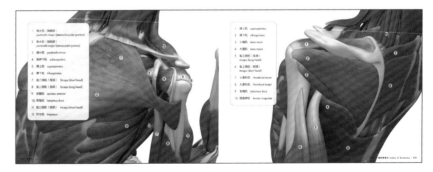

附錄B　解剖學重要名詞索引

利用解剖學重要名詞索引複習肌肉骨骼的名稱和位置。想深入了解跟瑜伽有關的肌肉骨骼解剖學，推薦閱讀本套書第一冊《雷隆醫師的瑜伽解剖Ｉ：關鍵肌肉》。

前言

Introduction

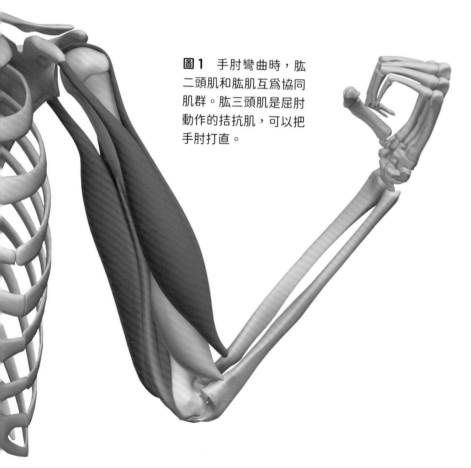

圖1　手肘彎曲時，肱二頭肌和肱肌互爲協同肌群。肱三頭肌是屈肘動作的拮抗肌，可以把手肘打直。

羅伯特·強森（Robert A. Johnson）是我人生的第一個精神導師，身爲作家兼神祕主義信奉者，他教我凡事要「看事物的本質」。這番人生建議也適用於哈達瑜伽練習。

第一冊《雷隆醫師的瑜伽解剖Ⅰ：關鍵肌肉》介紹骨骼、關節、韌帶、肌肉的形態和功能，說明形態與功能之間的關係。同樣地，從體式的形態、形狀等等，也可以看出每個體式的作用。

人體關節在特定肌肉帶動下產生動作。請看圖1，我們收縮肱二頭肌和肱肌，以屈曲肘關節，而抗衡屈肘動作的肌肉（上臂背面的肱三頭肌）則被拉長。

練瑜伽也一樣，特定肌群一起作用，身體才有辦法做出最理想的體式。我稱這些作用肌爲某個體式的協同肌群。你可以啟動協同肌群，加深和穩定姿勢。

看右頁圖2的加強分腿前屈伸展式，就會更了解協同肌群的概念。圖2用不同顏色標示協同肌群，在加強分腿前屈伸展式，要收縮大腿、臀部、軀幹前側的肌肉（股四頭肌、腰肌群和腹直肌）以加深體式，並讓大腿後側、臀部、脊椎的拮抗肌伸展開來。這就是爲什麼練瑜伽時要讓協同肌群各司其職又相互合作，才能獲得最理想的效益。

瑜伽體式像是一把開啟身體覺知的「鑰匙」，前彎體式可以伸展、釋放身體背部的構造，強化身體正面的肌肉。後彎動作正好相反，後彎體式可以伸展身體前側的肌肉，強化背部的力量。體式不同，功能也不一樣。掌握瑜伽解剖學基本知識，就能學到肌肉運作背後的機制。

爲了便於理解，本書內附大量插圖，協助讀者在修習瑜伽的旅途上更進一程。全書介紹55個哈達瑜伽基本體式，並針對每個體式的關節動作，以及關節動作由什麼肌肉帶動，逐一剖析、講解。

《雷隆醫師的瑜伽解剖 II：關鍵體式》中的 Part 1 從生物力學和生理學的角度，闡述肌肉伸展背後的科學原理。 Part 2 教我們怎麼把這些知識應用到不同體式的練習上，充分發揮體式的好處。

練瑜伽是爲了探索自己的身體。但有一點千萬要記住，解釋體式的方法很多，瑜伽更隨著派別系統和每個人練習的經驗而衍生出形形色色的變化。因此，享受練習，找出自己的「最佳」詮釋。摸索出適合自己的方法，開啟你的瑜伽體驗。

Namasté

雷・隆

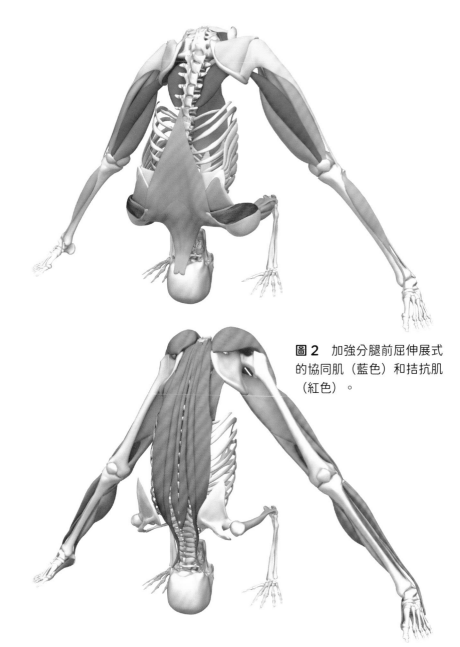

圖 2　加強分腿前屈伸展式的協同肌（藍色）和拮抗肌（紅色）。

PART 1

原理
Theory

伸展生物力學 Biomechanics of Stretching

伸展生理學 Physiology of Stretching
· 肌梭牽張接受器
· 交互抑制作用
· 高爾基肌腱器

結合生物力學和生理學做伸展 Combining Biomechanics and Physiology

喚醒肌肉 Muscle Awakening

肌肉徵召和鎖印 Recruitment and Bandhas

十牛圖 The Ten Bull Pictures

伸展生物力學

Biomechanics of Stretching

幾年前，我有幸向偉大的瑜伽大師艾揚格請益，我問他掌握瑜伽的關鍵之道是什麼。他聽了，舉起一根手指頭，指著指頭內、外、前、後說：「你必須讓身體各部位的能量保持平衡」。

「哈達」（Hatha）的梵文意思是日／月，言下之意是練瑜伽講求陰陽平衡。由此看來，艾揚格先生這一席話可謂切中哈達瑜伽的精髓。

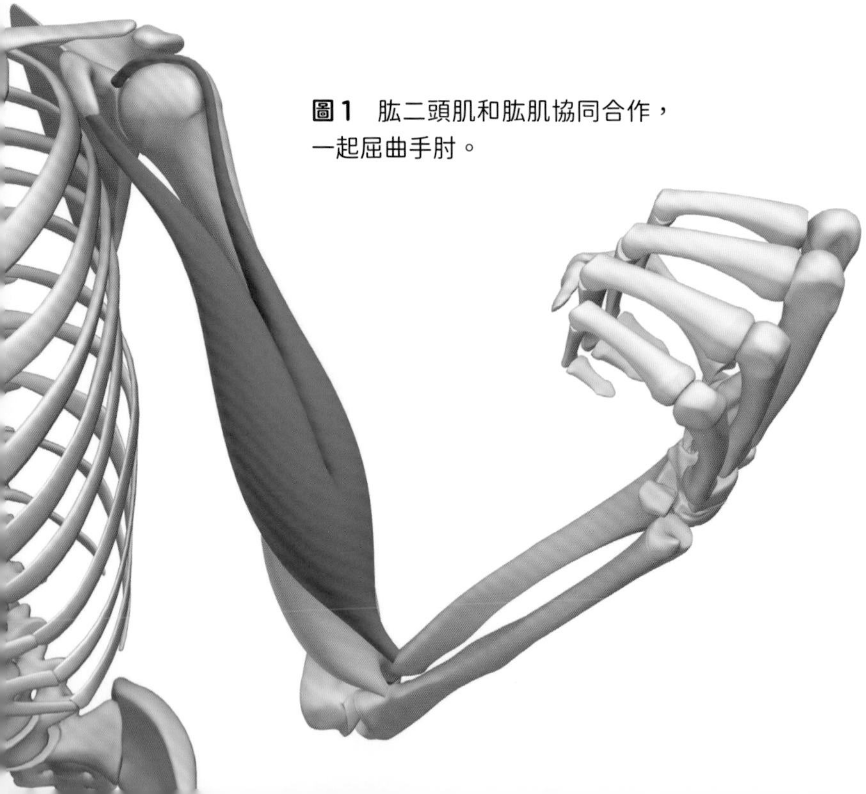

圖1 肱二頭肌和肱肌協同合作，一起屈曲手肘。

而平衡全身力量和能量的一大關鍵，正是了解生物力學的運作機制和交互作用。我們的大腦可以有意識控制身體的生物力學，例如控制骨骼肌，向肌肉發出收縮或放鬆的信號，骨骼肌收到訊號後，帶動骨骼和關節，進入瑜伽體式。

人體關節肌肉依照收縮或放鬆帶動的動作可分爲3種。主動肌或原動肌是人體在完成某一動作時，發揮主要作用的肌肉。協同肌是主動肌在作用時，協助主動肌帶動或維持該動作的肌肉，拮抗肌則是相對主動肌而言，會產生與主動肌反方向的動作（圖1）。作用肌、協同肌、拮抗肌各司其職，協調運作，以平衡身體各部位的能量。

關節的活動度和穩定度──生物力學的陰陽關係

關節活動度和穩定度之間的關係，就像陰陽消長，活動度越大，穩定性越小（反之亦然），而這正是肌肉骨骼生物力學所要講的。關節動作取決於3項因素：

1. 骨骼形狀

2. 關節囊韌帶構造

3. 關節周圍的肌群

骨骼形狀決定關節的活動範圍。好比說髖關節，屬於球窩關節，凹槽深，因此三個平面（橫切面、冠狀面、矢狀面）的動作都會受限，但穩定性高，足以承受身體重量。而肩關節凹槽淺，活動度比髖關節大，但穩定性相對差得多（圖2）。

我們一般都將關節周圍的關節囊和韌帶稱為關節囊韌帶。關節囊和韌帶是一種纖維狀結締組織，作用是將骨頭固定在一端，會影響關節的活動度和穩定性，彷彿是關節骨頭的可動延伸。關節囊韌帶跟骨頭一樣，從形狀就能大致判斷其功能。

穩定性高的關節，好比說薦髂關節，必須靠厚實的韌帶將骨頭固定住，因此活動度有限。反觀肩關節韌帶，比較薄，延展性佳，容許肩關節做活動度大的動作。

最後，我們要來談圍繞關節的肌肉，肌肉帶來絕佳的穩定度。收縮肌肉除了可以帶動動作，還能穩定關節。肌肉的收縮狀態會影響關節的活動度。肌肉緊縮，會限縮關節的活動度，肌肉放鬆，則增加關節的活動度。而一個關節的穩定肌肉伸展拉長，會讓關節有更多活動範圍。練瑜伽就是拉長這些關節的穩定肌肉，增加全身活動範圍。

體式沒辦法做好的原因有很多，肌肉收縮狀態、關節囊韌帶的長短和鬆緊、骨頭形狀等等，都會影響關節的活動度和穩定性。

骨骼形狀是固定的，過了青春期，生長板閉合以後就無法改變了。骨骼形狀因人而異，我們很難判斷瑜伽體式做不好是骨頭形狀所造成。關節囊韌帶的狀態也是瑜伽體式是否受限的原因之一。此外，韌帶的伸展幅度有限，伸展過頭會使韌帶受傷，造成關節不穩定。

既然我們無法改變骨骼的形狀，也不該任意拉長韌帶，那麼就只能從穩定關節的肌肉著手。這樣太好了，問題簡單許多，因為我們可以有意識地改變骨骼肌的長度，並透過瑜伽的修習，安全地改善身體的動作範圍。

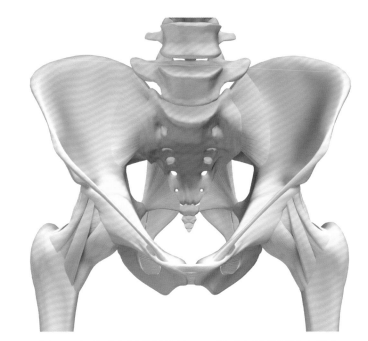

圖 2　上為球窩深的髖關節，下為球窩淺且活動度較大的肩關節（圖中將韌帶一併繪出）。

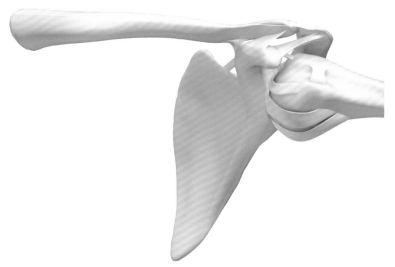

什麼是伸展？

每束骨骼肌各有兩端，起端和止端，附著在骨頭不同部位。所謂伸展肌肉，基本上就是拉開肌肉起端和止端的距離。伸展方式分3種：一是起端固定不動，移動止端。二是止端不動，移動起端。三是起端、止端一起移動。接下來，我們會搭配插圖，用棘上肌和大腿後側肌群當例子說明此概念。本頁，我們就用鷹式來說明要怎麼移動肩關節棘上肌的起端或止端，拉長肌肉。

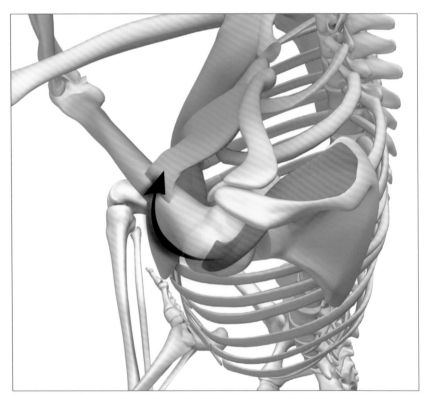

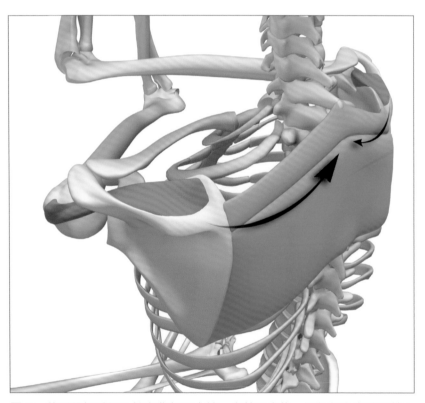

圖1 胸大肌把肱骨往人體中線的方向拉。棘上肌的止端位在肱骨，因此這動作會拉動止端，使之遠離起端（位於肩胛骨）。

圖2 菱形肌把肩胛骨拉向背部正中線，也就是脊椎。這個行動會移動棘上肌的起端，始之遠離止端（位在肱骨）。

當一束肌肉被拉長，肌肉構造也會受影響，包括包裹肌肉的結締組織和讓肌肉收縮的收縮元素。但只要堅持不懈地練習，時間久了，自然能拉長結締組織的長度。收縮單元（又稱為肌節）是由中樞神經系統控制的。我們會在「伸展生理學」介紹這幾個要素。下圖，我們以加強前屈伸展式來說明要如何移動大腿後側肌肉群的起端或止端，拉長大腿後側的肌肉。

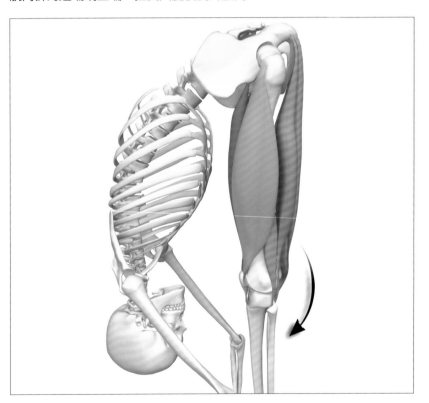

圖 3　啟動股四頭肌，將膝關節打直。這動作會移動大腿後側肌群的止端，使之遠離肌肉的起端（位於坐骨結節）。

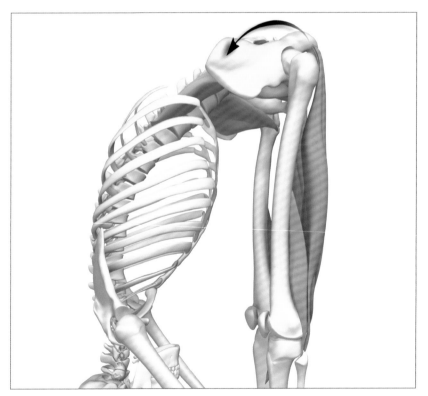

圖 4　啟動腰肌群帶動骨盆前傾。骨盆前傾會把大腿後側肌群的起端（骨盆後面部位）往上提，使之遠離止端（位於小腿）。

移動起端和止端

接下來將以頭碰膝前屈伸展坐式當例子，教大家如何移動全身肌肉的起端和止端來加深體式。

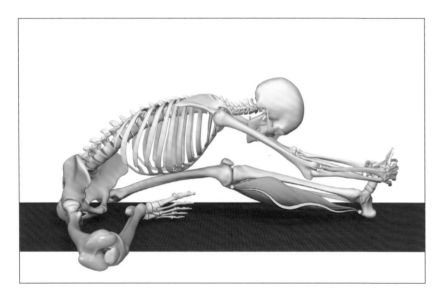

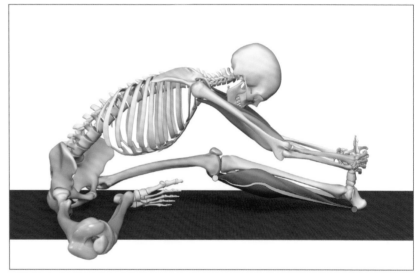

圖 1 屈膝，鬆開腓腸肌（小腿主肌群）的起端。這樣，後腳跟的止端就可以自由移動。

圖 2 小腿後側肌群鬆開後，手肘彎曲，把腳掌往後扳，維持這個姿勢不動。這樣，會把小腿後側肌群的止端拉離起端（位於股骨）。這例子是把上肢和下肢連起來加深體式的好例子。

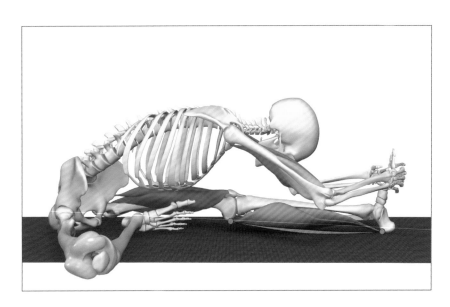

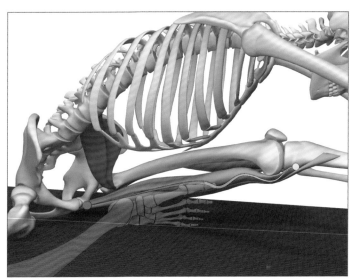

圖3　雙手繼續抓腳掌，肱二頭肌和肱肌群保持啟動的狀態（收縮），屈肘，把腳掌往後扳（背屈）。然後啟動股四頭肌，將膝關節打直。這動作會移動小腿後側肌群的起端（位在膝關節背面），使之遠離肌肉的止端（位於後腳跟），讓小腿後側肌群伸展開來。

圖4-a　首先，屈膝，鬆開大腿後側肌群的止端（位於小腿）。接著，啟動腰肌群，令骨盆前傾。骨盆前傾，會移動大腿後側肌肉群的起端（骨盆後面部位），使之遠離止端（位於小腿）。

移動起端和止端

以下4圖,將以頭碰膝前屈伸展坐式為例,示範怎麼結合各個關節的動作(踝關節、膝關節、髖關節、肘關節和脊椎),拉長身體背部的肌肉。

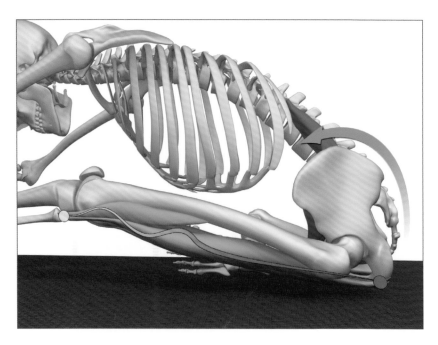

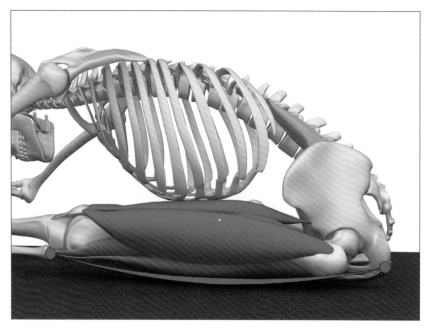

圖 4-b 本圖換個角度,從另一側呈現 4-a 的動作。

圖 5 收縮股四頭肌將膝關節打直,把大腿後側肌肉群的止端(位在小腿)拉離起端(位在骨盆後面部位)。啟動腰肌群,讓骨盆保持前傾。這些動作相結合,會拉長大腿後側肌群。

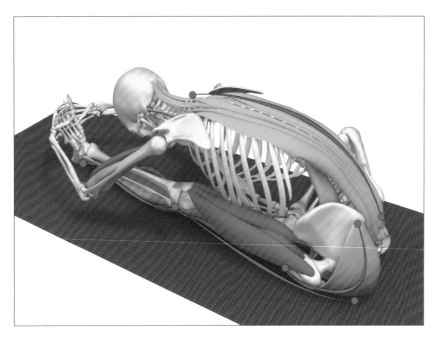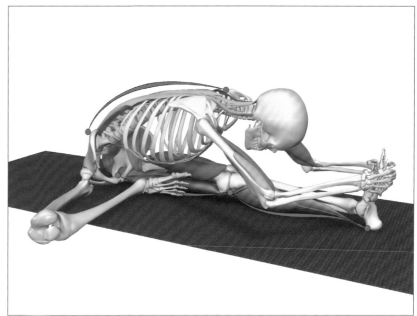

圖 6-a、6-b　手握住腳掌，然後屈肘，把腳掌往後扳，膝關節打直，這些動作會拉長小腿後側肌群。膝關節一伸直，骨盆就會往前傾，拉長大腿後側肌群。屈曲髖關節，拉長臀大肌。屈曲肘關節，讓軀幹往前彎，以伸展脊椎兩側的肌肉。這動作會把骨盆再往前拉一點，加上腰肌群一起作用，強化整個伸展的強度。

伸展生理學
Physiology of Stretching

肌肉骨骼生物力學是受意識控制的。例如，我們想把腳伸直，大腦會下指令，命令股四頭肌收縮，股四頭肌一收縮，膝關節就會打直，繼而伸展大腿後側肌肉群。這動作會觸發一連串生理反應，但我們不會意識到這些生理運作。

關節肌肉的接受器可以偵測到張力、長度出現變化，然後傳遞訊號到中樞神經系統，由中樞神經系統命令肌肉收縮，影響關節的活動範圍。

透過這種方式，便能以有意識的生物力學動作來影響無意識的生理反應。身體進入體式後，啟動一連串生物力學和生理學反應。

脊髓反射作用

脊髓反射弧負責調節骨骼肌收縮元素的張力及長度，這是為了回應生物力學動作而形成的自動調節機制。肌肉收縮或伸展時，肌肉的接受器會向中樞神經系統通報此事，再由中樞神經系統下達指令，命令肌肉做出適切反應，看是要放鬆或收縮。這一連串生理反應，都是靠肌肉和脊髓之間的神經弧來傳遞訊息，我們不會意識到整個過程。最後的結果就像陰陽反饋機制，透過收縮與伸展，來平衡和微調動作。

接受器以及與接受器相對應的反射弧，負責為肌肉骨骼系統和中樞神經系統傳遞訊息，這是相當複雜的人體機制，為了實用起見，本章僅就脊椎反射作用的3大元素——肌梭、交互抑制作用、高爾基肌腱器——來討論。

伸展肌肉的方法

基本上，伸展肌肉的方法有3種。

1. **彈震式伸展**（Ballistic stretching）：使用彈震式動作，來伸展目標肌肉群。串連動作（Vinyasa）即是一例。這個方法之所以管用，在於「重新設定」肌肉長度，把肌肉慢慢伸展到上一趟練習的長度。早上練拜日式就是典型的彈震式伸展。

2. **被動式伸展**：被動式伸展是利用身體重量、地心引力和協同肌／主動肌的關係，來達到伸展的效果。身體先擺出某個伸展姿勢，並在此停留一段時間，讓接受器「適應」伸展。被動式伸展對肌梭接受器（muscle spindle receptor）尤其有效。在被動式伸展停留久一點，就可以把肌肉當中的非收縮元素，好比說筋膜鞘，拉長。

3. **輔助伸展**：又稱為「PNF」或本體感覺神經肌肉誘發術。做法是短暫收縮你要伸展的那塊肌肉，高爾基肌腱器受到刺激，馬上通報脊髓，再由脊髓命令肌肉放鬆。我們要趁肌肉「鬆弛」的空檔，趕緊把肌肉伸展到底，加深伸展的幅度。

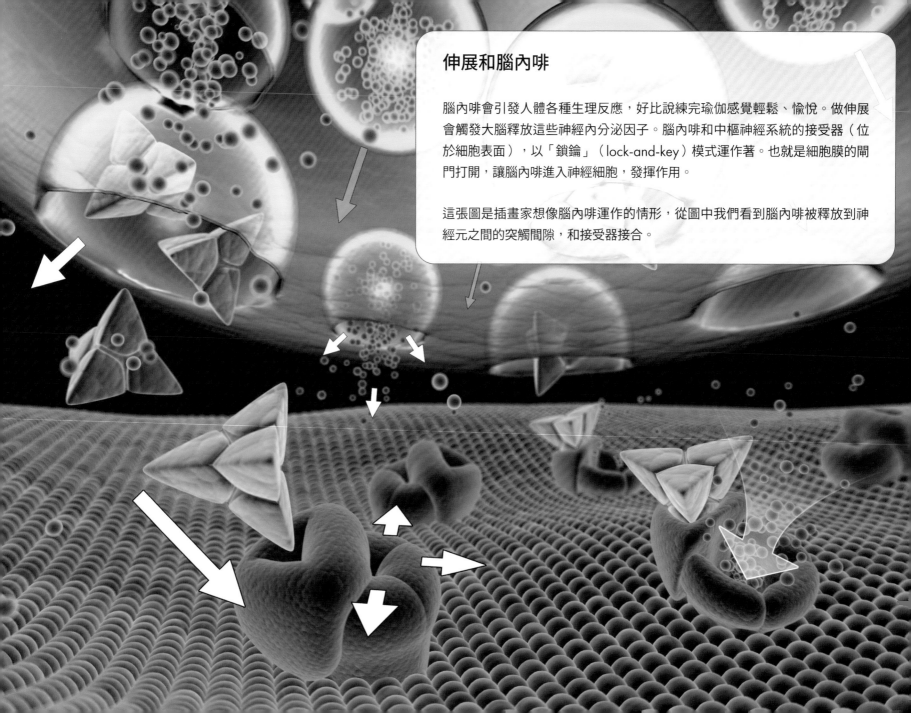

伸展和腦內啡

腦內啡會引發人體各種生理反應，好比說練完瑜伽感覺輕鬆、愉悅。做伸展會觸發大腦釋放這些神經內分泌因子。腦內啡和中樞神經系統的接受器（位於細胞表面），以「鎖鑰」（lock-and-key）模式運作著。也就是細胞膜的閘門打開，讓腦內啡進入神經細胞，發揮作用。

這張圖是插畫家想像腦內啡運作的情形，從圖中我們看到腦內啡被釋放到神經元之間的突觸間隙，和接受器接合。

肌梭牽張接受器

Muscle Spindle Stretch Receptor

肌梭牽張接受器是一種特化的肌肉細胞，位於骨骼肌的「肌腹」。負責偵測肌肉長度、張力變化。基本上，肌肉伸展時，肌梭會向脊髓發送信號，再由脊髓下指令，要求肌肉收縮，以對抗伸展動作。這種保護機制是爲了避免肌肉過度伸展而遭撕裂，也就是所謂的「脊髓反射弧」。

練瑜伽切忌過度伸展，伸展過了頭，肌梭反應更激烈，造成肌肉緊縮。脊髓反射弧就是爲了制止不當伸展而形成的防衛機制。爲了解除限制，建議先配合脊髓反射弧，降低肌肉反射性收縮，等限制「解除」了，再慢慢加深體式。

右頁圖呈現肌梭「脊髓反射弧」運作的情形。肌梭接受器發送訊號給脊髓，訊號再經由脊髓被傳送到運動神經，命令肌肉收縮，以對抗伸展動作。這樣的反射動作完全出於「本能」，是爲了回應生物力學事件（肌肉伸展）而產生的下意識動作。伸展持續30～60秒後，肌梭放電強度慢慢減弱，肌肉開始放鬆。此外，還有一種方法是伸展到一定程度後，退出伸展，降低肌梭放電，肌肉放鬆了，自然容許身體伸展更深。

自下頁起，我們以加強前屈伸展式當例子，說明「安撫」肌梭的技巧，降低肌梭放電的強度。作法是伸展到一定程度，先退出片刻，再進入更深的伸展動作。這方法看似違反直覺，但我們確實可以藉由先倒退一步來加深伸展。原因就在於，短暫退出會降低目標肌肉的反射性收縮。

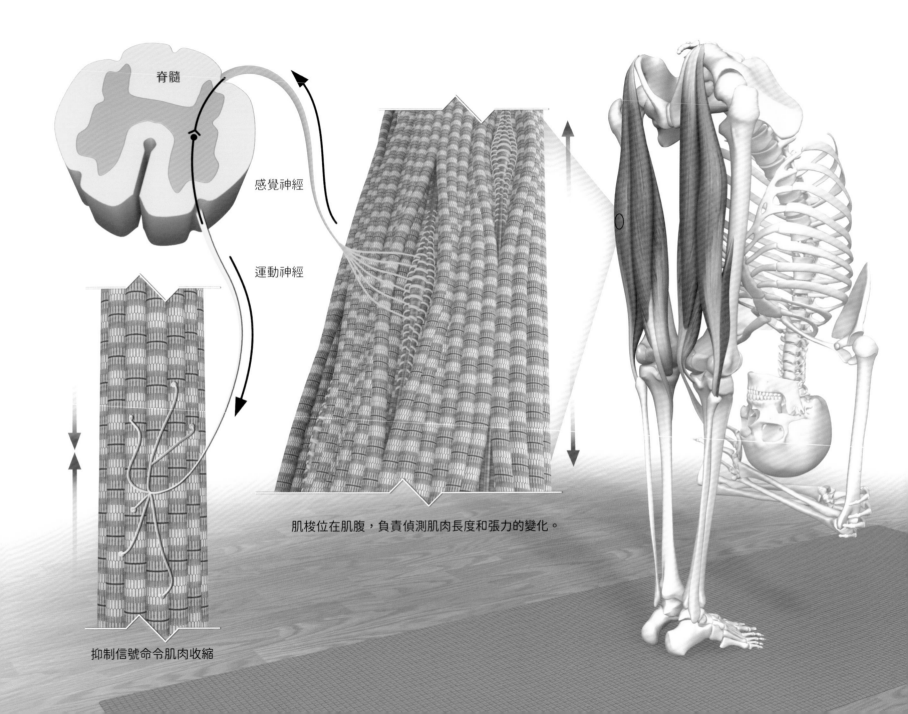

脊髓

感覺神經

運動神經

肌梭位在肌腹，負責偵測肌肉長度和張力的變化。

抑制信號命令肌肉收縮

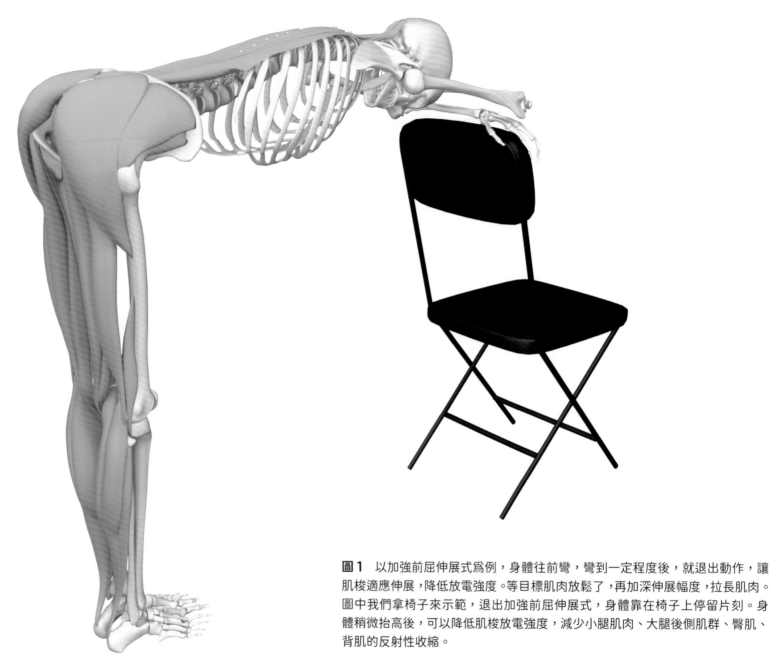

圖 1　以加強前屈伸展式爲例，身體往前彎，彎到一定程度後，就退出動作，讓肌梭適應伸展，降低放電強度。等目標肌肉放鬆了，再加深伸展幅度，拉長肌肉。圖中我們拿椅子來示範，退出加強前屈伸展式，身體靠在椅子上停留片刻。身體稍微抬高後，可以降低肌梭放電強度，減少小腿肌肉、大腿後側肌群、臀肌、背肌的反射性收縮。

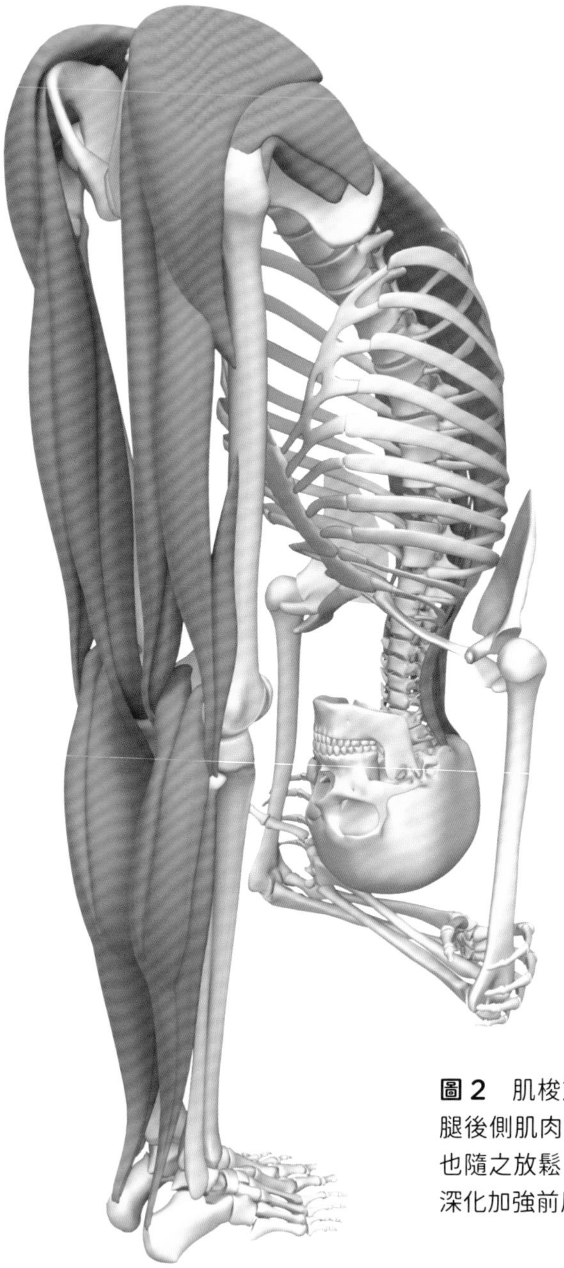

加強前屈伸展式的肌梭

進入加強前屈伸展式，身體慢慢往前彎，彎到你覺得舒服的角度。這時大腿後側肌群、臀大肌、豎脊肌的肌梭，為了因應肌肉被拉長而產生放電反應，發送信號給脊髓。這是反射弧的第一階段，經由傳入神經（afferent nerve）與脊髓接通。第二階段是脊髓經由傳出神經下達指令，命令肌肉收縮。原本處於伸展狀態的背肌收到指令之後，反射性收縮（又稱為「牽張反射」），練習者沒辦法再彎更深。

因此，下一步要退出伸展，停止或「解除」背肌的反射性收縮。而我們利用椅子做加強前屈伸展式，目的是要讓肌梭適應前彎動作，稍微抬高軀幹，縮小背部肌肉伸展幅度，減少肌梭放電反應，把反射性收縮降到最小。

用椅子緩和地伸展，在此停留幾個呼吸，等待肌梭（牽張接受器）安靜下來，解除「警報」。等肌梭適應和緩的伸展動作，就可以收縮大腿前側的肌肉，將膝關節伸直，加深體式。

圖2　肌梭放電反應減弱後，小腿後側肌群、大腿後側肌肉群、臀肌、背肌慢慢鬆開，目標肌肉也隨之放鬆。接著，就可以像圖2呈現的那樣，深化加強前屈伸展式的伸展。

交互抑制作用

Reciprocal Inhibition

人體運作離不開四個字，陰陽協調。就解剖學而言，關節的形狀和功能有其對應關係。請再回想一下髖關節和肩關節的形狀，應當就能明白陰陽概念實際上的運用。

生物力學的陰陽關係

完成一個動作，需要不同肌肉各司其職，但要判斷一塊肌肉是作用肌或拮抗肌，取決於我們當下做什麼動作。以伸張或伸直膝關節為例，股四頭肌是作用肌（或主動肌），而大腿後側肌群會配合伸展開來，因此是伸膝動作的拮抗肌。反之，屈膝時，大腿後側肌群是主動肌，股四頭肌是拮抗肌。這就是生物力學的陰陽關係。

交互抑制作用——生理學上的陰陽變化

為了提高生物力學（屈膝或把膝關節打直）運作效能，生理構造也會產生相應的陰陽關係，也就是所謂「交互抑制作用」；交互抑制作用是很原始的一種脊髓反射，原理是關節一側的肌肉放鬆，以配合關節另一側肌肉收縮。我們可以有意識地控制「交互抑制作用」來加深、改善體式。

以加強背部伸展式為例，大腿前側的股四頭肌是主動肌，大腿後側肌群是拮抗肌。刻意收縮股四頭肌，讓脊髓向大腿後側肌群下達放鬆的指令。而刺激股四頭肌收縮的神經脈衝稱為興奮性神經脈衝，刺激大腿後側肌群放鬆的是抑制性神經脈衝。

練習加強背部伸展式時，不妨試試交互抑制作用，加深體式動作：用力收縮股四頭肌，將膝關節打直，並注意大腿後側肌群放鬆的情形。如果是其他體式，一樣將交互抑制作用運用在不同的主動肌和拮抗肌。當你運用此技巧時，請注意骨骼正位改善後，在生物力學上所帶來的額外益處。

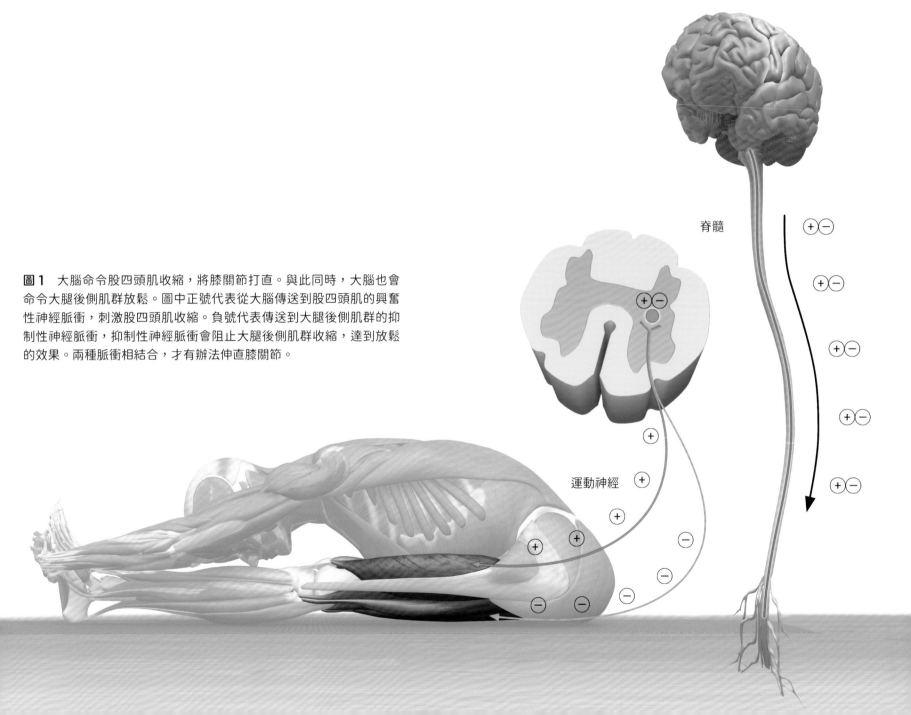

圖 1　大腦命令股四頭肌收縮，將膝關節打直。與此同時，大腦也會命令大腿後側肌群放鬆。圖中正號代表從大腦傳送到股四頭肌的興奮性神經脈衝，刺激股四頭肌收縮。負號代表傳送到大腿後側肌群的抑制性神經脈衝，抑制性神經脈衝會阻止大腿後側肌群收縮，達到放鬆的效果。兩種脈衝相結合，才有辦法伸直膝關節。

脊髓

運動神經

高爾基肌腱器

Golgi Tendon Organ

高爾基肌腱器也是感覺接受器的一種，位在肌肉和肌腱的交接處，負責偵測張力變化。張力增加時，高爾基肌腱器會下達指令讓肌肉放鬆。高爾基肌腱器的作用就像「斷路器」，避免肌肉張力過大導致肌腱受傷。高爾基肌腱器下達的指令跟同樣也是感覺受器的肌梭恰恰相反，肌梭一偵測到肌肉長度變化，馬上命令肌肉收縮。

頗受物理治療師、運動訓練員青睞的本體感覺神經肌肉誘發術或PNF伸展法，就是從高爾基肌腱器作用的原理發展出來。在PNF伸展法，我們會短暫收縮正在伸展的那塊目標肌肉，刺激高爾基肌腱器。高爾基肌腱器偵測到肌肉張力增加，就會發送訊號，讓肌肉放鬆。我們要趁肌肉放鬆的空檔伸展更深，直到剛才舒張、鬆弛的肌肉收緊為止。這在生理學上稱為「放鬆反應」。

第一次接觸到PNF伸展法的人，可能會覺得刻意收縮正在伸展的目標肌肉似乎有悖常理；但如果審慎運用，PNF伸展法可以把阻擋肌肉拉長的機制「解除」，深化體式。為了讓各位了解PNF伸展法，我們以頭碰膝前屈伸展坐式當例子，示範怎麼拉長大腿後側肌群。步驟如下：

1. 首先，將肌肉拉到最長，確立肌肉的「設定長度」（set length），也就是大腦認定肌肉伸展到底的那個點。

2. 接著，輕輕收縮目標肌肉。在頭碰膝前屈伸展坐式，伸展目標是伸直腿的大腿後側肌群，因此，先屈膝，讓大腿後側肌肉群收縮（大腿後側肌群是屈膝動作的主動肌）。我一般都稍微屈膝，把腳跟壓進地板，讓大腿後側肌群收縮。

3. 收縮力道不宜超過20%，維持8～10秒鐘。然後放鬆，深呼吸一次。

4. 接著，再收縮大腿前側的拮抗肌，以伸展目標肌肉，將它拉到新「設定」的長度。在頭碰膝前屈伸展坐式，這時就要收縮股四頭肌，將膝關節打直，讓身體彎更深，伸展大腿後側肌群。

安全提示和注意事項：

1. 如果是瑜伽新手，建議先花幾個月的時間讓身體適應伸展，等身體準備好了，再運用這些強大的技巧，加深伸展幅度。

2. 記住，高爾基肌腱器雖然能保護肌腱不被拉傷，但保護終究有限。千萬別過度使用PNF伸展法。收縮力道不宜超過20%。

3. 收縮肌肉的力道部分會傳到關節處，也就是所謂的「關節作用力」，因此伸展時關節必須自然進入正位，保護好關節，如果出現關節疼痛的情形，立即退出動作，停止伸展。

4. 使用PNF伸展法要有限度，每次練習，從眾多體式當中挑一個做就好，一次伸展一組肌群，以2～3次為限。

5. 做完PNF伸展後，一定要給自己充分的時間復原，間隔48小時為宜。

6. 一定要找經驗豐富的合格老師從旁指導。

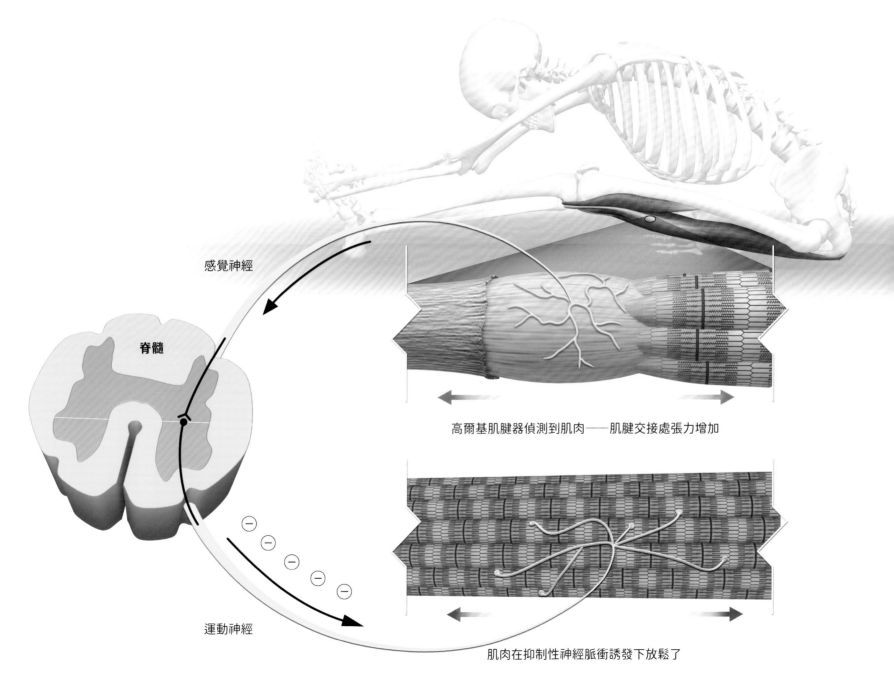

感覺神經

脊髓

高爾基肌腱器偵測到肌肉——肌腱交接處張力增加

運動神經

肌肉在抑制性神經脈衝誘發下放鬆了

高爾基肌腱器和促進伸展

以牛面式為例,雙手扣好,然後朝反方向拉,來增加上肢「肌肉-肌腱交接處」的張力。這動作對下手臂的影響是肩旋轉肌群(棘下肌和小圓肌),以及前三角肌和上胸肌。在上手臂,肩旋轉肌群(肩胛下肌、背闊肌和大圓肌)也會感覺張力增加。

高爾基肌腱器偵測到張力增加就會放電,讓脊髓發送訊號命令這些肌肉放鬆。就算雙手不再朝反方向拉,放鬆反應仍會持續一陣子。我們要趁著放鬆反應仍持續作用的空檔拉近雙手,將兩隻手扣更深,把舒張的肌肉收緊,加深牛面式。

▶ **圖1** 雙手交扣,試著朝反方向拉,使肩膀肌肉做離心收縮。拉開雙手時,目標肌肉(標藍色處)會收縮。這些肌肉的高爾基肌腱器會通知脊髓張力增加,脊髓獲報後,馬上下達指令,讓肌肉放鬆。這時,雙手要趕緊拉近,將因為放鬆效應而舒張、鬆弛的肌肉收緊。

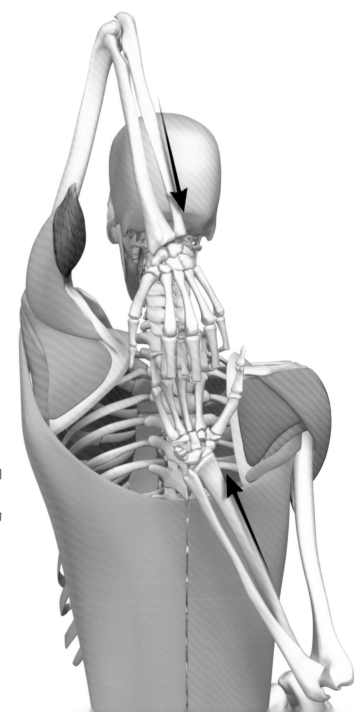

這裡以改良版的「弓箭步」為例，我們會用PNF伸展法來伸展後腿的髖屈肌。先將後腿的膝關節和前腿的腳掌牢牢固定在墊子上。接著，刻意收縮後腿的髖屈肌，讓肌肉-肌腱交接處的張力增加。髖屈肌的高爾基肌腱器偵測到張力變化後，會傳送訊號到脊髓，再由脊髓下達指令命髖屈肌放鬆。我們要趁著髖屈肌放鬆之際加深低弓箭步，把因為放鬆反應而舒張的肌肉伸展到底。

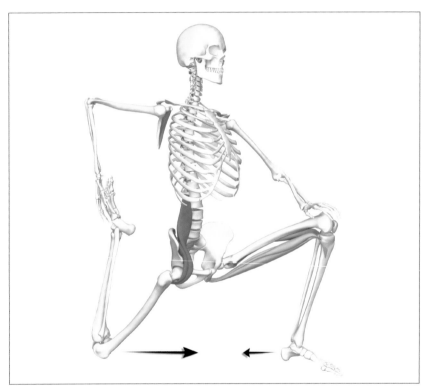

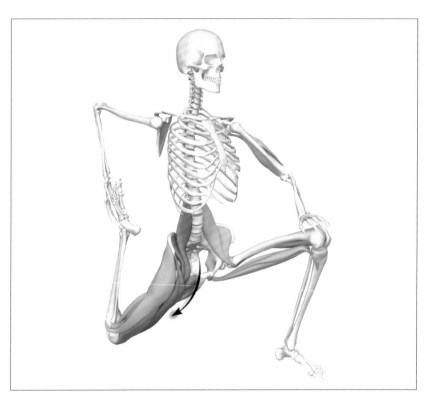

圖1 本圖特別繪出屈曲髖關節的腰肌群。當身體進入低弓箭步，髖關節處於伸張狀態，腰肌群被拉長了。接著，試著將後腿膝關節往前腿方向拖，讓處於伸展狀態的腰肌群做離心收縮，刺激位在肌肉 - 肌腱交接處的高爾基肌腱器。然後，收縮前腿的大腿後側肌群，試著把前腿的腳掌往後腿膝蓋方向拖，讓腰肌群的張力增加。由於前腿固定不動，前腿大腿後側肌群收縮的力量會被傳送到後腿的腰肌群，提高腰肌群高爾基肌腱器放電的強度。

圖2 加深體式，把因為高爾基肌腱器放電反應而舒張、鬆弛的髖屈肌伸張到底。再看前腿的動作，啟動前腿的腰肌群以屈曲該側的髖關節，收縮大腿後側肌群以屈曲膝關節。手放在前腿膝蓋上，然後往下壓，將軀幹挺直。上述前腿和手的動作都可以加深低弓箭步，拉長後腿的髖屈肌。

結合生物力學和生理學做伸展

Combining Biomechanics and Physiology

接下來以頭碰膝前屈伸展坐式當例子，教大家怎麼移動大腿後側肌群的起端和止端，並結合先前學過的技巧，如肌梭、交互抑制作用、高爾基肌腱器運作原理，來伸展大腿後側肌群。

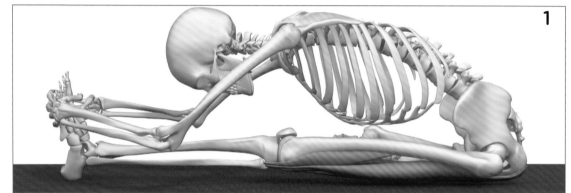

1

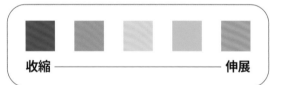

收縮 ——————————————— 伸展

1. 先進入頭碰膝前屈伸展坐式，但只要適度伸展伸直腿的大腿後側肌群即可。這樣做會刺激肌梭放電，使大腿後側肌群反射性收縮。

2. 屈膝，稍微鬆開大腿後側肌群，釋放大腿後側肌群的止端（位在小腿處）。屈膝動作維持2-3個呼吸，讓肌梭適應較和緩的伸展。

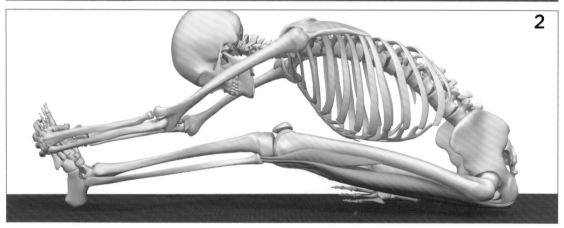

2

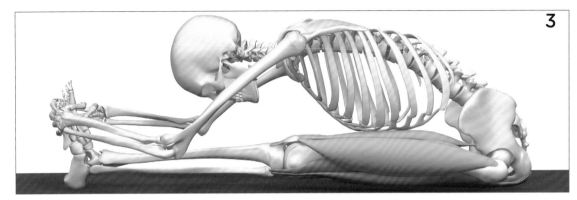

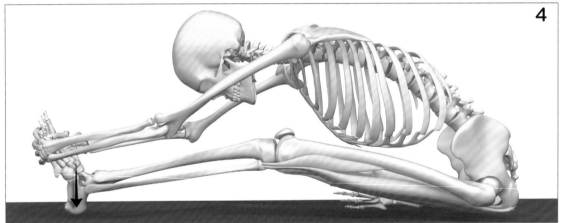

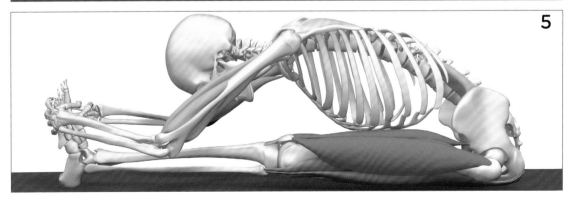

3. 等肌梭放電反應趨緩後，收縮股四頭肌將膝關節打直，由於大腿後側肌群被拉長了，止端（位於膝關節處）離起端更遠了。這行動會觸發交互抑制作用，脊髓向大腿後側肌群下達進一步放鬆的指令。

4. 收縮大腿後側肌群，試著把腳跟壓進地板。這樣做會增加肌肉-肌腱交接處的張力，刺激高爾基肌腱器放電。然後，脊髓就會發出訊號讓大腿後側肌群放鬆。

5. 收縮股四頭肌把膝關節打直，把大腿後側肌群的止端拉離起端。膝關節打直，可以收緊因為放鬆效應而舒張的肌肉。而收縮股四頭肌創造的交互抑制作用，則讓大腿後側肌群進一步放鬆。腰肌群會拉動骨盆前傾，把起端拉離止端。收縮肱二頭肌來屈曲肘關節，將身體帶入更深的前彎，加深體式。

喚醒肌肉

Muscle Awakening

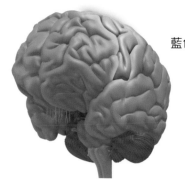

藍色區塊是運動皮質區。

身體的洞察力

有些肌肉由於經常使用，所以在我們幼年時期就已經很發達了。腰肌群即是一例，這塊核心肌肉負責帶動骨盆和腰椎部位的動作。我們出生8個月左右就已經學會怎麼使用腰肌群，也就是我們人生第一次屈身坐起來的時候。大腦很快就察覺到我們需要頻繁做這動作，因此在運動皮質層建立神經迴路，讓我們不經思考就能坐起來。因為動腦筋相當耗能量，而人體傾向節省體能。試想，如果每走一步路都需要花腦筋思考，豈不是太消耗能量？其實，我們使用姿勢肌肉的頻率已經高到我們老早「忘」了怎麼有意識啟動它們。

瑜伽體式對身體的要求，不同於一般日常活動（坐起來、行走等等），正因為如此，才有辦法開啟我們對腰肌群等休眠肌肉的覺知。只要肌肉被喚醒，我們就會有意識地啟動它來執行新任務。好比說，我們利用某個瑜伽體式成功喚醒了腰肌群，而剛被喚醒的腰肌群回過頭來又可以改善或加深原本的體式。

腰肌群是本章討論的重點。腰肌群屬於多關節肌，起自腰椎，越過骨盆，止於股骨內側，因此收縮這束關鍵肌肉，可以穩定腰椎，將骨盆拉傾斜，屈曲股骨。瑜伽練得好的關鍵之一是精準啟動特定部位的主動肌，也就是最能有效創造體式的作用肌。以三角式為例，屈曲髖關節並不難，身體順著地心引力彎向大腿就可以了。不過，若能有意識地去啟動腰肌群（屈曲髖關節的作用肌），三角式必能做得更到位，效益更大。

洞察力，意思是「清楚看見一切」。而身體洞察力指的是身體覺醒後預測動作的能力，懂得用最有效率的肌肉完成此動作。練習瑜伽可以培養這樣的覺知，也就是「知道」該做什麼的感覺。能量通道一打開，宇宙之道清楚現前。

我們可以用各種排列方式組合瑜伽體式，循序漸進啟動身體各部位。以本書介紹的站姿序列為例，編排原則以喚醒腰肌群和核心肌群為目標。

等大腦見證「腰肌群喚醒序列」的效果後，後續即使是做不相關的動作，大腦也會自動啟用腰肌群。這就好比爬樓梯。一開始跨步踩階梯時需要大腦下指令，等身體啟動了，我們就會下意識抓到節奏往上爬。從職業運動選手身上也會看到這現象，他們反覆練習基本動作，直到能在運動場不由自主施展技巧。換句話說，你要有意識喚醒休眠的腰肌群，將來執行新任務，才會下意識使用腰肌群。

為了說明什麼是身體洞察力，每次我帶領工作坊，腰肌群喚醒序列最後一個動作通常會安排學生做倒立體式（例如手倒立）。練習結束後，學生分享練習心得時，常說他們感覺自己的倒立體式穩如磐石。這是因為當身體需要執行新任務，大腦會下意識啟動剛剛喚醒的腰肌群，穩定骨盆。因此，練完喚醒腰肌群序列，建議你再做一個不相關的體式，親身體驗這種感覺。

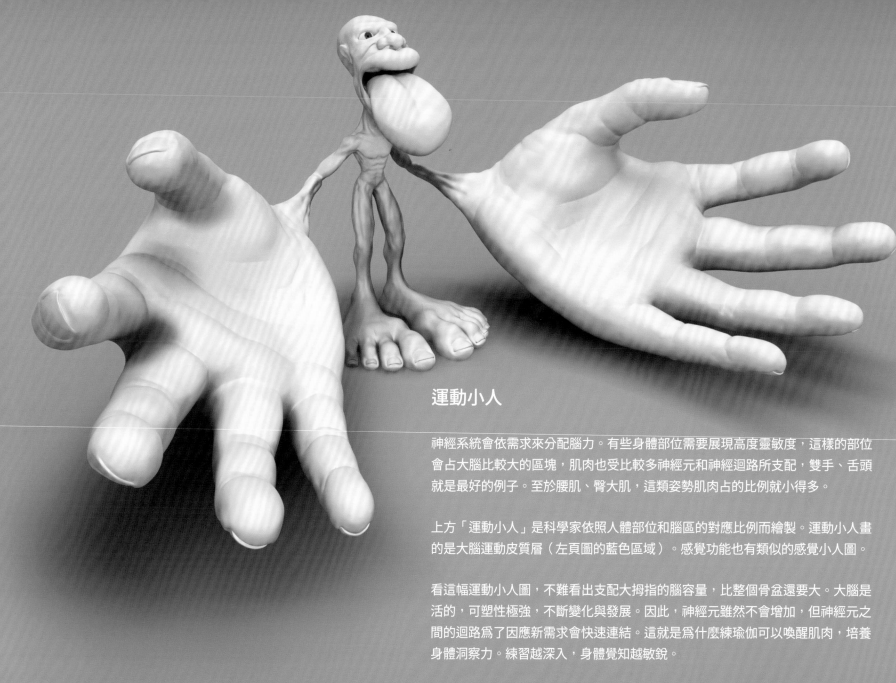

運動小人

神經系統會依需求來分配腦力。有些身體部位需要展現高度靈敏度，這樣的部位會占大腦比較大的區塊，肌肉也受比較多神經元和神經迴路所支配，雙手、舌頭就是最好的例子。至於腰肌、臀大肌，這類姿勢肌肉占的比例就小得多。

上方「運動小人」是科學家依照人體部位和腦區的對應比例而繪製。運動小人畫的是大腦運動皮質層（左頁圖的藍色區域）。感覺功能也有類似的感覺小人圖。

看這幅運動小人圖，不難看出支配大拇指的腦容量，比整個骨盆還要大。大腦是活的，可塑性極強，不斷變化與發展。因此，神經元雖然不會增加，但神經元之間的迴路為了因應新需求會快速連結。這就是為什麼練瑜伽可以喚醒肌肉，培養身體洞察力。練習越深入，身體覺知越敏銳。

喚醒腰肌群

接下來將介紹一組站姿序列，在這組站姿序列裡，每個體式協同合作，有效啟動、喚醒腰肌群。練習時，腰肌群保持收縮，一開始先做骨盆面向前方的體式，接著才進入骨盆轉向側面的體式，最後，再以扭轉體式完成整套序列的練習。如此一來，我們就能從各個角度依序啟動腰肌群，每個體式以略微不同的方式逐步喚醒腰肌群，培養身體洞察力。腰肌群一旦被喚醒，將來練別的體式，大腦會「預先思考」此時使用腰肌群是否有幫助，並自動指示腰肌群配合。

要記住一件事，腰肌群藏很深，躲在大腦潛意識區塊裡，因此不管做什麼體式，都要先把腰肌群獨立出來，讓大腦意識到它存在。等長收縮正是喚醒休眠肌肉的方法之一。也就是說，我們要獨立啟動腰肌群，但不是拉長或縮短它，而是讓它維持固定長度。不過，要掌握這個方法，需要了解每塊肌肉怎麼運作。好比說，知道腰肌群是用來屈曲髖關節、了解收縮腰肌群會讓身體往前彎或膝蓋往上提。藉由彎身或抬腿動作，來獨立啟動腰肌群，培養你對腰肌的覺知。若想要再強化對腰肌群的感知，可以把手放在膝蓋上，抵抗彎身或抬腿的動作。想進一步了解這觀念，請參考圖1的三角式。

接下來，我會介紹幾個喚醒腰肌群的體式，並將等長收縮的部位特別畫出來。至於完整的腰肌群喚醒序列，「站立體式」章節將有完整說明。

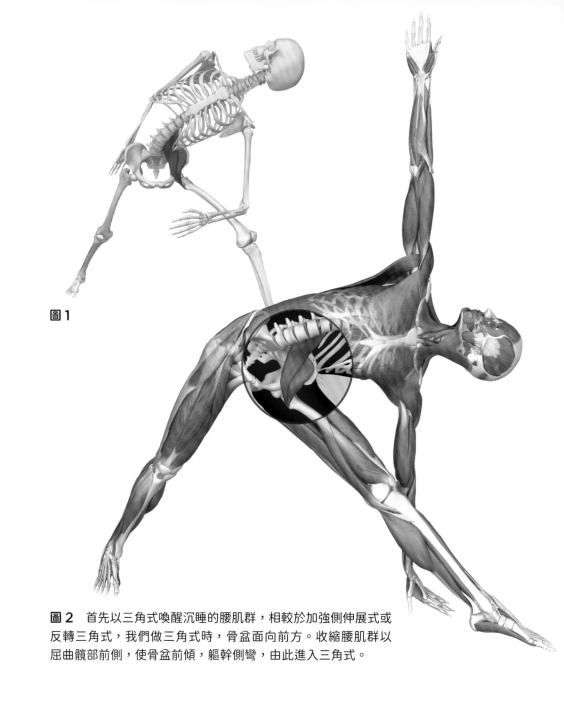

圖1

圖2　首先以三角式喚醒沉睡的腰肌群，相較於加強側伸展式或反轉三角式，我們做三角式時，骨盆面向前方。收縮腰肌群以屈曲髖部前側，使骨盆前傾，軀幹側彎，由此進入三角式。

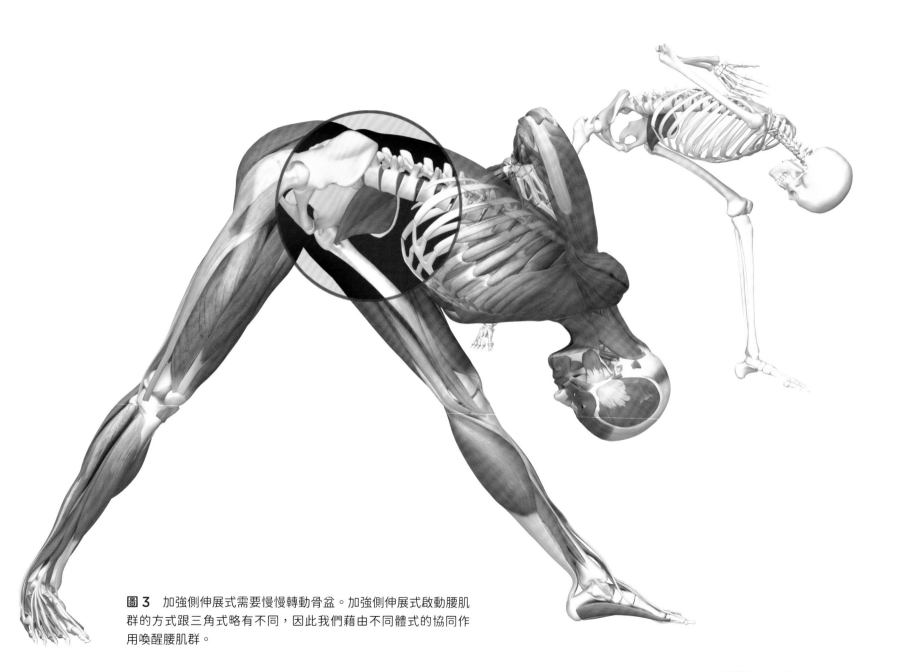

圖3　加強側伸展式需要慢慢轉動骨盆。加強側伸展式啟動腰肌群的方式跟三角式略有不同，因此我們藉由不同體式的協同作用喚醒腰肌群。

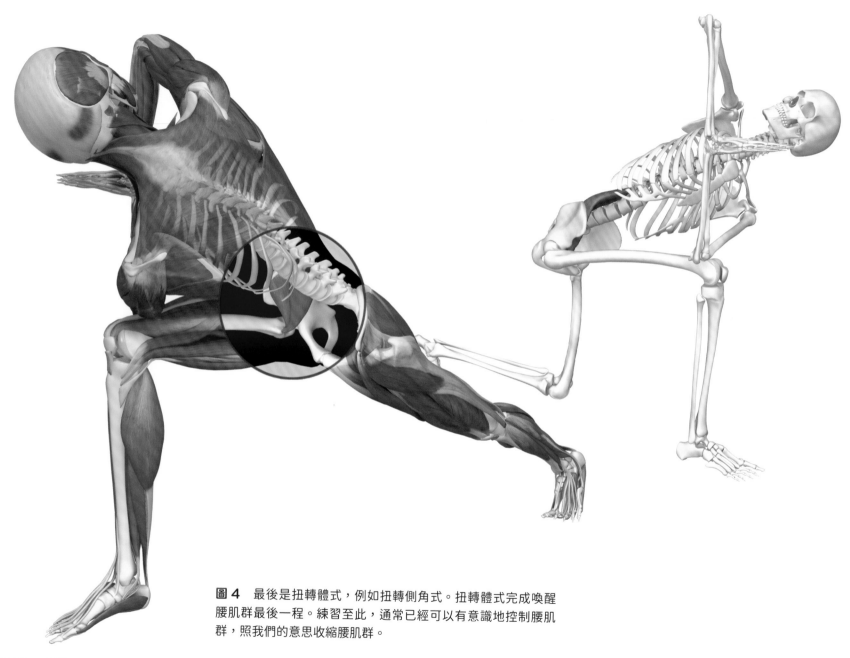

圖4 最後是扭轉體式，例如扭轉側角式。扭轉體式完成喚醒腰肌群最後一程。練習至此，通常已經可以有意識地控制腰肌群，照我們的意思收縮腰肌群。

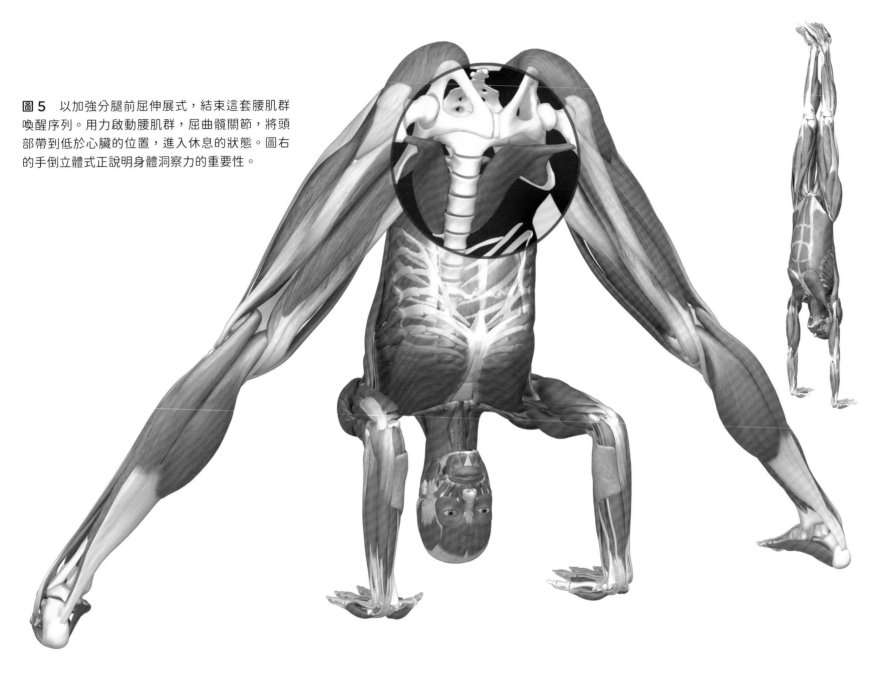

圖 5　以加強分腿前屈伸展式，結束這套腰肌群喚醒序列。用力啟動腰肌群，屈曲髖關節，將頭部帶到低於心臟的位置，進入休息的狀態。圖右的手倒立體式正說明身體洞察力的重要性。

肌肉徵召和鎖印

Recruitment and Bandhas

要有意識使用腰肌群這類肌肉，相對簡單。因為我們可以把腰肌群個別獨立出來，並藉由髖屈動作來啟動。當腰肌群處於等長收縮，我們便能重新意識到腰肌群的存在，繼而有效控制。

至於藏在潛意識更底層的深層肌群，好比說骨盆膈膜的肌肉，其動作細微，要將之個別獨立相對有難度。不過，我們可以運用徵召技巧，培養對深層肌肉的覺知能力，繼而加以控制。肌肉徵召的原理是，收縮比較容易調動的肌肉，同時也要收縮藏在潛意識底層的肌肉，例如骨盆底肌群。

很多醫生為患者檢查「深部肌腱反射」都會使用徵召技巧。醫生見患者膝反射偏弱，就會要求患者雙手互扣向外拉，然後再輕敲患者的髕腱。這樣做可以讓股四頭肌迅速伸展。股四頭肌的肌梭牽張接受器受到刺激後，將訊息傳到中樞神經系統，中樞神經再對股四頭肌下達收縮指令。結合敲髕骨和手外拉這2個動作，可以大大增加股四頭肌收縮的強度。這便是所謂的肌肉「徵召」。

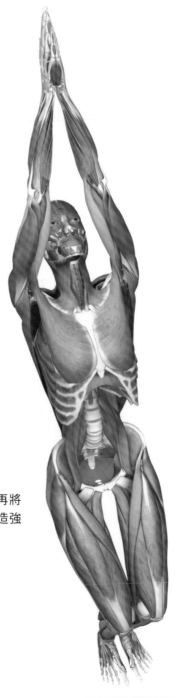

圖1　收縮肱二頭肌讓掌心緊貼著，再將此動作跟收緊骨盆底肌群相結合，打造強而有力的根鎖。

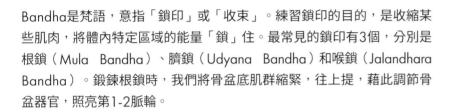

Bandha是梵語，意指「鎖印」或「收束」。練習鎖印的目的，是收縮某些肌肉，將體內特定區域的能量「鎖」住。最常見的鎖印有3個，分別是根鎖（Mula Bandha）、臍鎖（Udyana Bandha）和喉鎖（Jalandhara Bandha）。鍛鍊根鎖時，我們將骨盆底肌群縮緊，往上提，藉此調節骨盆器官，照亮第1-2脈輪。

收束根鎖，靠的是會陰部和骨盆膈膜的肌肉，但這些部位的肌肉啟動不易，因此若適時加入徵召技巧，會格外有幫助。做法是先收縮容易調動的肌肉，再收縮會陰部肌肉（又稱爲凱格爾動作），幾乎每個瑜伽體式都可如法泡製。以「坐椅式」爲例，掌心貼緊的同時收縮骨盆底肌肉，如此一來，你會感覺根鎖更有力。從圖1-2可以看到坐椅式和聖哲馬里奇三式運用徵召技巧的過程。

圖 2　在聖哲馬里奇三式，收縮肱三頭肌，將手肘打直，好像要把雙手拉開的樣子，這是另一種徵召骨盆底肌群、打造有力根鎖的方式。

十牛圖

The Ten Bull Pictures

十牛圖是一則佛教寓言，闡述潛能覺醒的十個層次。故事通常用圖像呈現，講一個學生尋找、發現、整合自我的故事。圖中，公牛就是學生要找的智慧。最後，公牛消失了，但智慧留下來了，成為人內在的一部分。

學習瑜伽的歷程跟十牛圖的故事頗相似。瑜伽是牛軛，將我們跟牛（智慧）相連結。修習哈達瑜伽，能喚醒身體的覺知，找回身心的連結。十牛圖寓言，就是喚醒過程的隱喻。

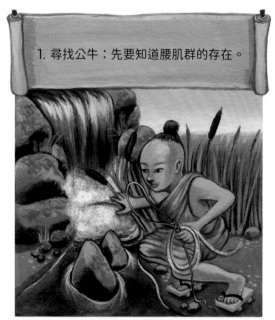

1. 尋找公牛：先要知道腰肌群的存在。

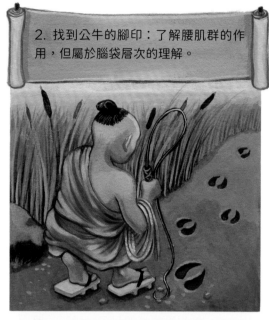

2. 找到公牛的腳印：了解腰肌群的作用，但屬於腦袋層次的理解。

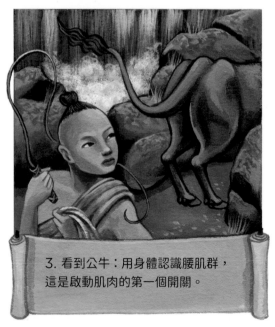

3. 看到公牛：用身體認識腰肌群，這是啟動肌肉的第一個開關。

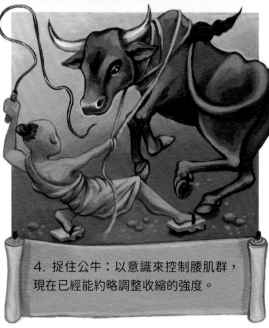

4. 捉住公牛：以意識來控制腰肌群，現在已經能約略調整收縮的強度。

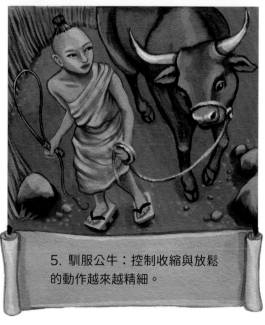

5. 馴服公牛：控制收縮與放鬆的動作越來越精細。

6. 騎乘公牛：現在你能夠以意識來啟動腰肌群，這是培養「身體洞察力」的開始。

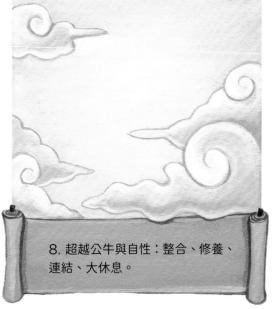

7. 超越公牛：每當有需要，腰肌群會自動啟動，且正合所需，不多也不少，這就是身體的洞察力。

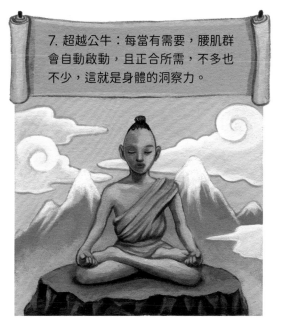

8. 超越公牛與自性：整合、修養、連結、大休息。

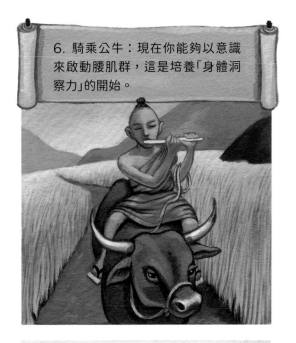

9. 返回源頭：知識鞏固了，解鎖整個過程。

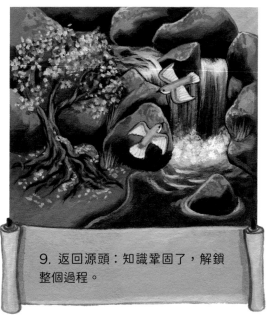

10 俗世與知識的整合，旅程重新展開：每一次都會更強烈、更艱辛，但我們已經學會步驟和方法。

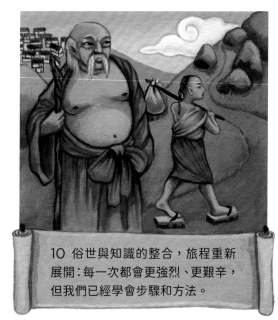

PART 2

練習
Practice

預備體式 Preparatory Poses

扭轉 Twists

拜日式 Sun Salutations

後彎 Back Bends

站立體式 Standing Poses

手平衡 Arm Balances

開髖 Hip Openers

倒立 Inversions

前彎 Forward Bends

修復體式 Restorative Poses

預備體式
Preparatory Poses

預備體式會針對身體特定部位（如肩關節或髖關節）做伸展，鎖定肩關節屈曲、髖關節旋轉等基本動作。目的是增加身體各部位的活動範圍，並將之融入體式當中。

這些預備體式可以當作練習前或練習中的一般伸展，或當作特定體式的預備式。例如，單腿鴿王一式可以如此拆解：前髖外轉，後髖伸張，肩關節完全屈曲超過頭部（圖1、圖2和圖3）。

下面幾頁將介紹幾個預備體式，將這些區域的活動範圍擴大，為單腿鴿王一式作好準備。在這之後，還會介紹其他預備體式。

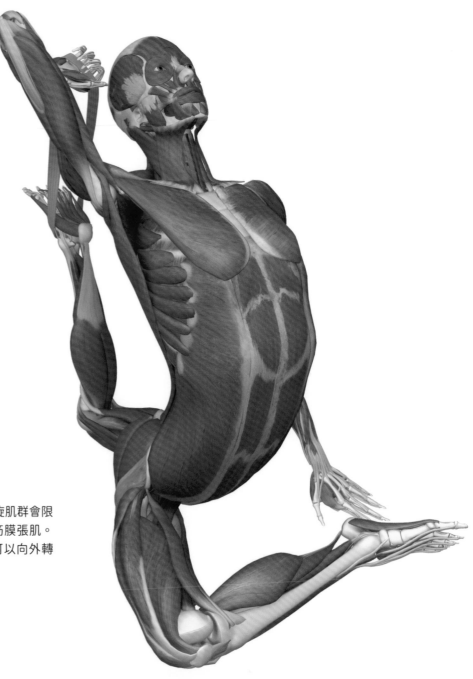

圖1 前髖外旋（股骨外旋）。髖關節內旋肌群會限制髖部外旋，包括臀中肌、臀小肌和闊筋膜張肌。增加這些肌群的長度，髖部（股骨）才可以向外轉更多，加深單腿鴿王一式前髖外旋。

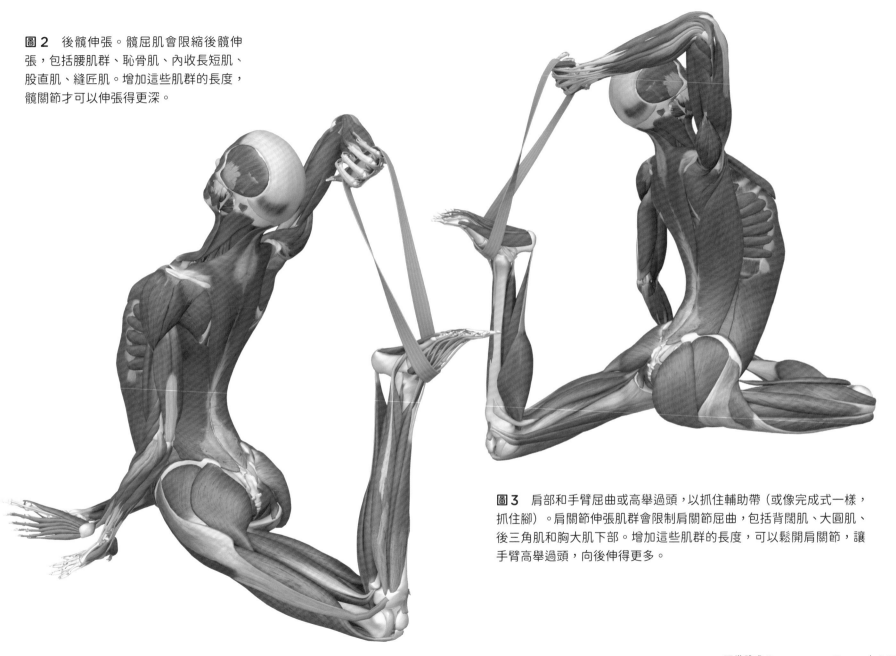

圖2 後髖伸張。髖屈肌會限縮後髖伸張，包括腰肌群、恥骨肌、內收長短肌、股直肌、縫匠肌。增加這些肌群的長度，髖關節才可以伸張得更深。

圖3 肩部和手臂屈曲或高舉過頭，以抓住輔助帶（或像完成式一樣，抓住腳）。肩關節伸張肌群會限制肩關節屈曲，包括背闊肌、大圓肌、後三角肌和胸大肌下部。增加這些肌群的長度，可以鬆開肩關節，讓手臂高舉過頭，向後伸得更多。

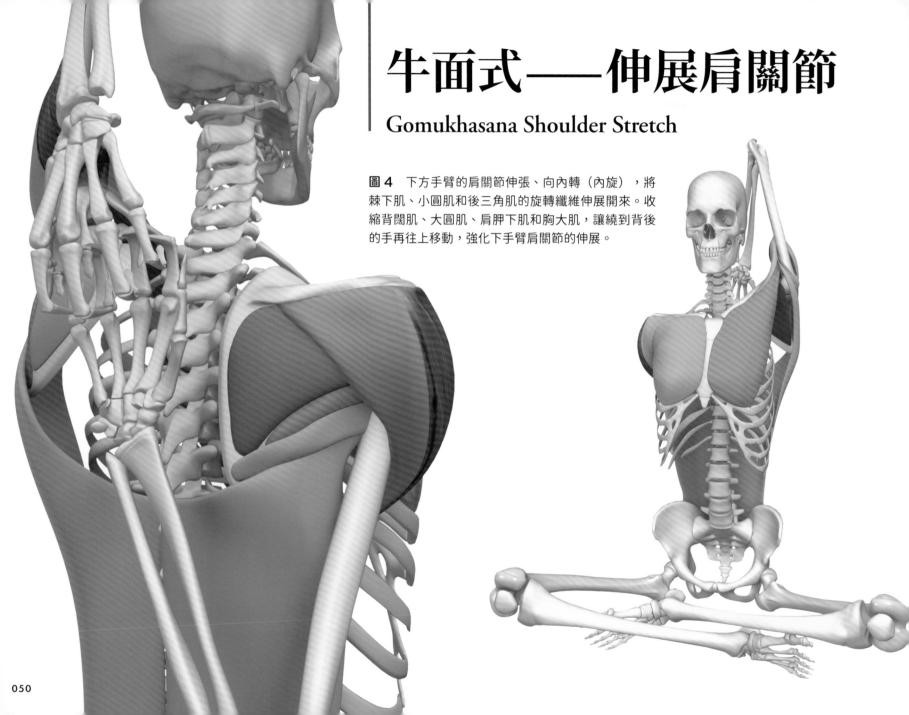

牛面式——伸展肩關節

Gomukhasana Shoulder Stretch

圖4 下方手臂的肩關節伸張、向內轉（內旋），將棘下肌、小圓肌和後三角肌的旋轉纖維伸展開來。收縮背闊肌、大圓肌、肩胛下肌和胸大肌，讓繞到背後的手再往上移動，強化下手臂肩關節的伸展。

圖5 上方那隻手臂的肩關節屈曲、向外轉（外旋），以伸展大圓肌、背闊肌、胸大肌和肩胛下肌。收縮棘下肌、小圓肌和前三角肌，將兩隻手拉近些，以加強伸展。雙手扣牢往反方向拉，好像要分開的感覺，這樣做可以刺激高爾基肌腱器，以利下一步的伸展。最後，將兩隻手拉近些。

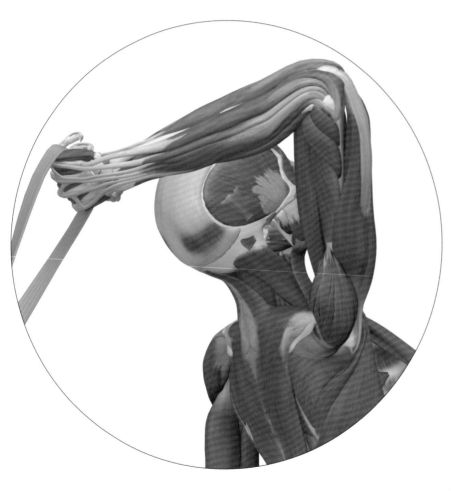

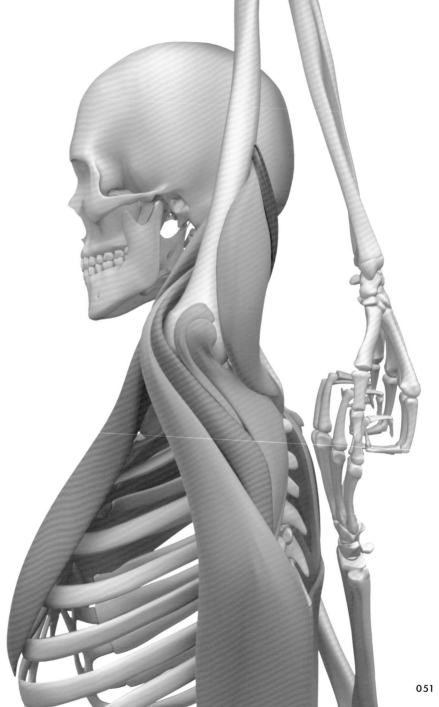

髖的內旋肌群和伸張肌群

Hip Internal Rotator and Extensor Stretch

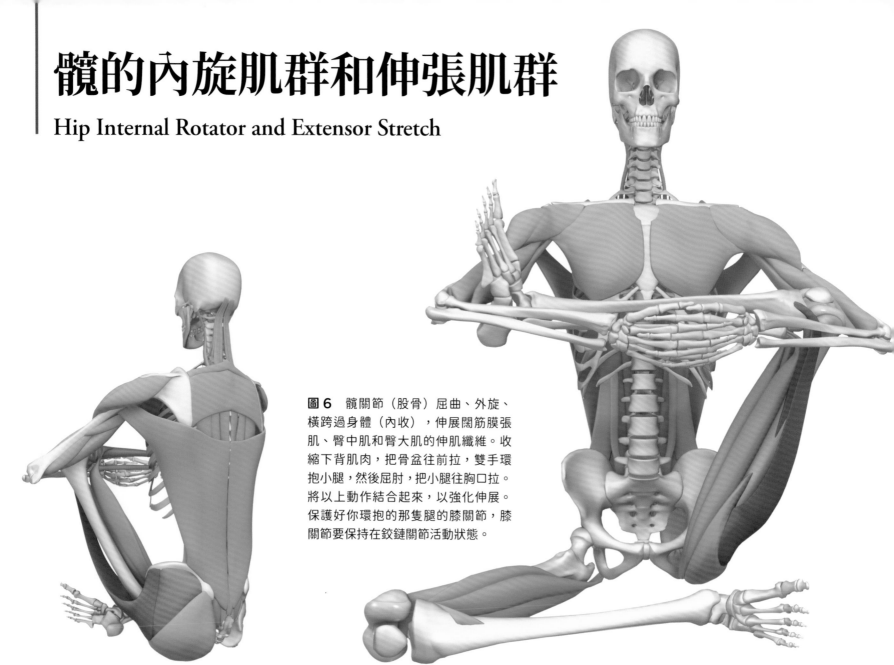

圖 6 髖關節（股骨）屈曲、外旋、橫跨過身體（內收），伸展闊筋膜張肌、臀中肌和臀大肌的伸肌纖維。收縮下背肌肉，把骨盆往前拉，雙手環抱小腿，然後屈肘，把小腿往胸口拉。將以上動作結合起來，以強化伸展。保護好你環抱的那隻腿的膝關節，膝關節要保持在鉸鏈關節活動狀態。

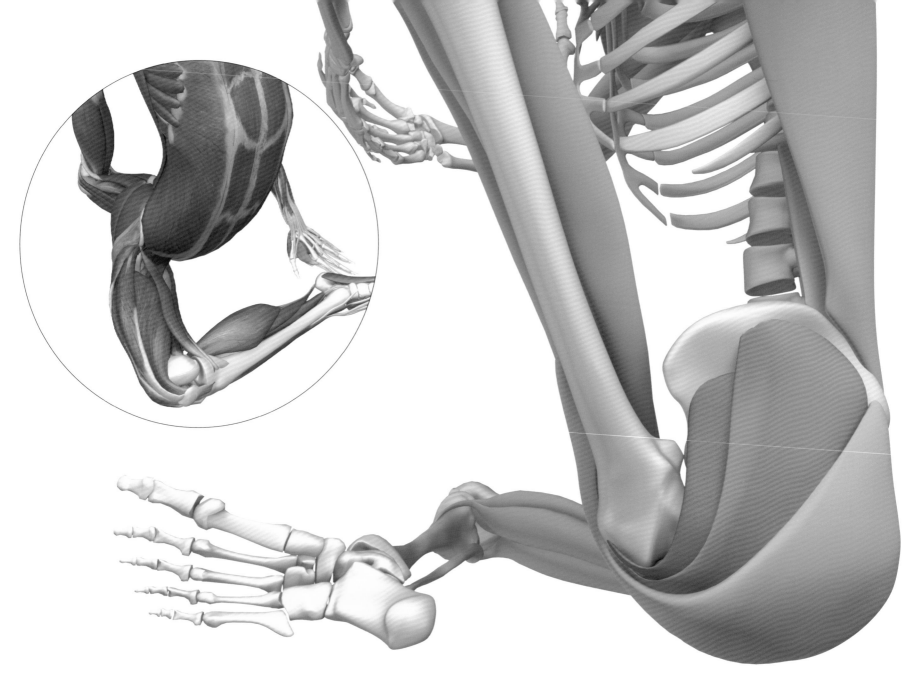

伸展腰肌群和股四頭肌

Psoas and Quadriceps Stretch

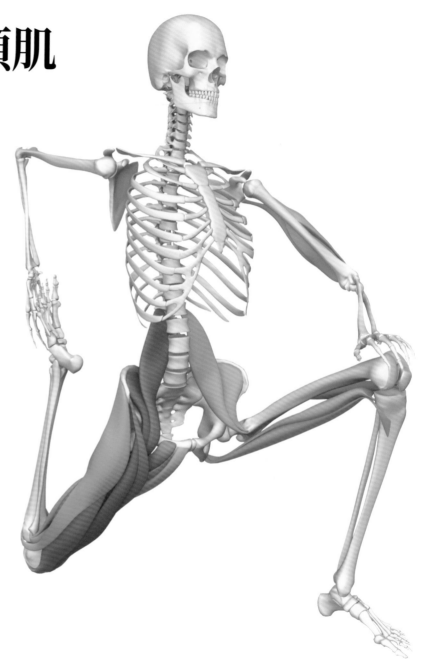

圖 7 後髖伸張,膝蓋彎曲,從而拉伸腰肌群、恥骨肌、股直肌、縫匠肌和內收肌(長肌和大肌)。收縮後腿那側的臀肌,以強化髖屈肌群的伸展。再看前腿,前腿膝關節彎曲,髖關節屈曲,軀幹上提,以強化伸展。試著將後腿膝蓋往前腿方向拖(實際上不移動),持續片刻可以促進伸展,刺激後腿髖伸肌群的高爾基肌腱器。

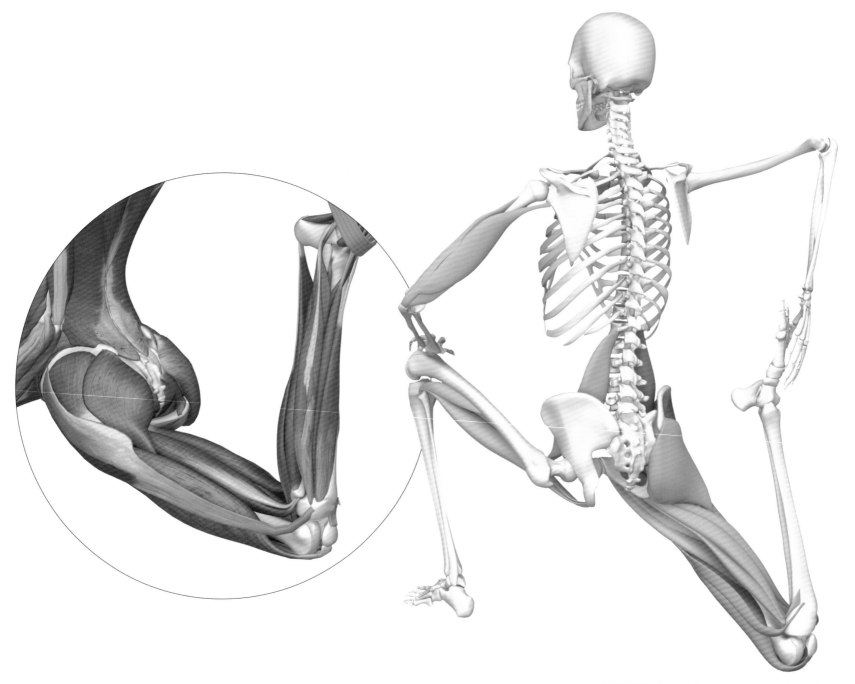

鷹式——手臂和肩部

Garudasana Arms and Shoulders

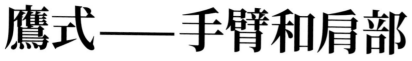

圖1、2、3　肱骨（上臂骨）在軀幹前側交叉，利用這個內收動作，伸展棘上肌、菱形肌和後三角肌。收縮胸大肌、背闊肌和大圓肌，加強這個伸展。兩隻手肘互推可以促進伸展，刺激伸展部位的高爾基肌腱器。

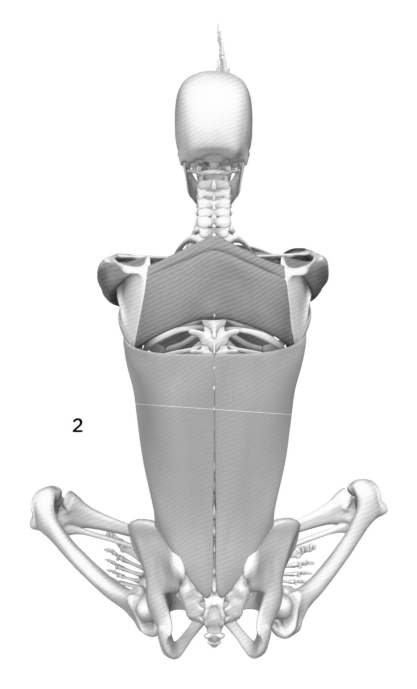

2

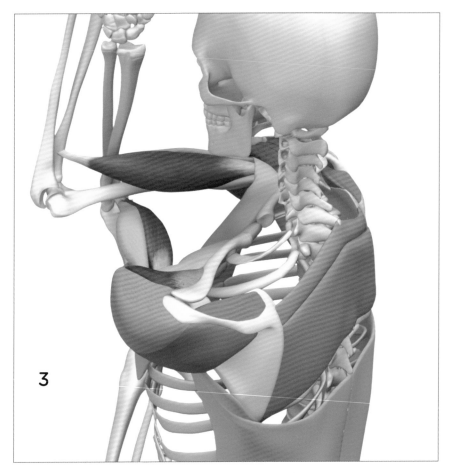

3

伸展肩伸肌（利用椅子）

Shoulder Extensor Stretch (with chair)

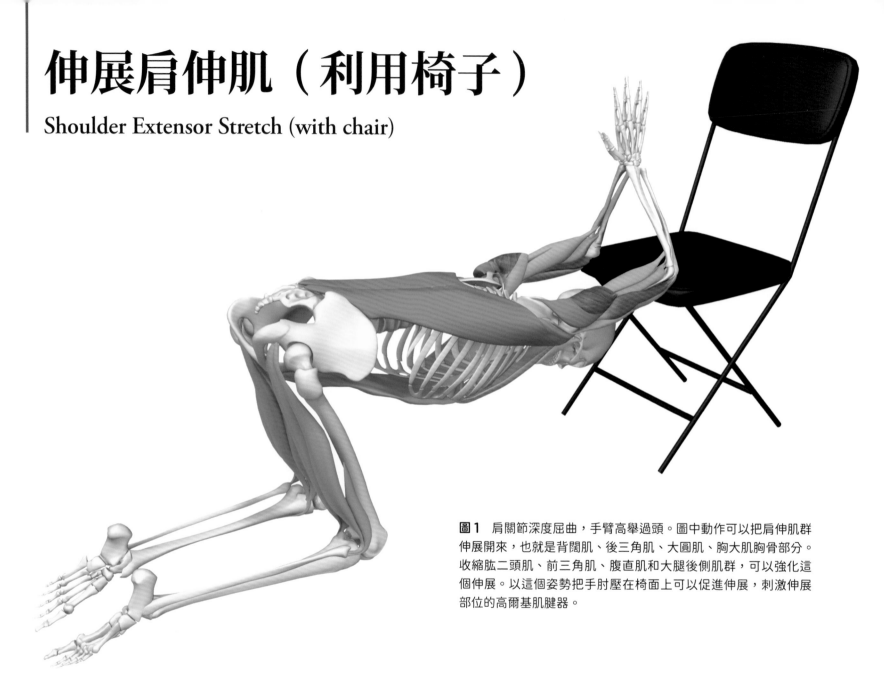

圖1 肩關節深度屈曲，手臂高舉過頭。圖中動作可以把肩伸肌群伸展開來，也就是背闊肌、後三角肌、大圓肌、胸大肌胸骨部分。收縮肱二頭肌、前三角肌、腹直肌和大腿後側肌群，可以強化這個伸展。以這個姿勢把手肘壓在椅面上可以促進伸展，刺激伸展部位的高爾基肌腱器。

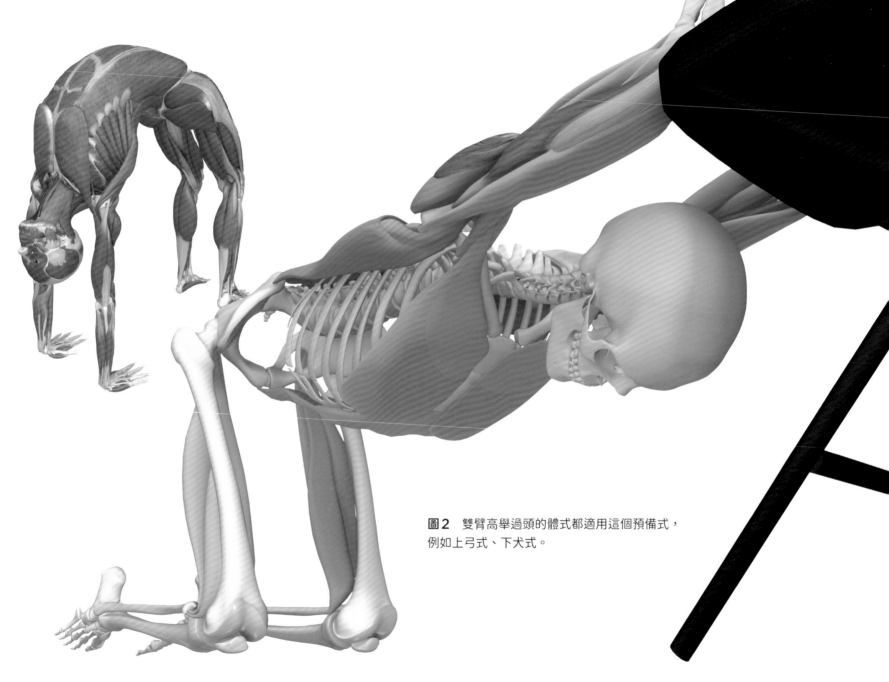

圖2 雙臂高舉過頭的體式都適用這個預備式，
例如上弓式、下犬式。

伸展肩屈肌群

Shoulder Flexor Stretch

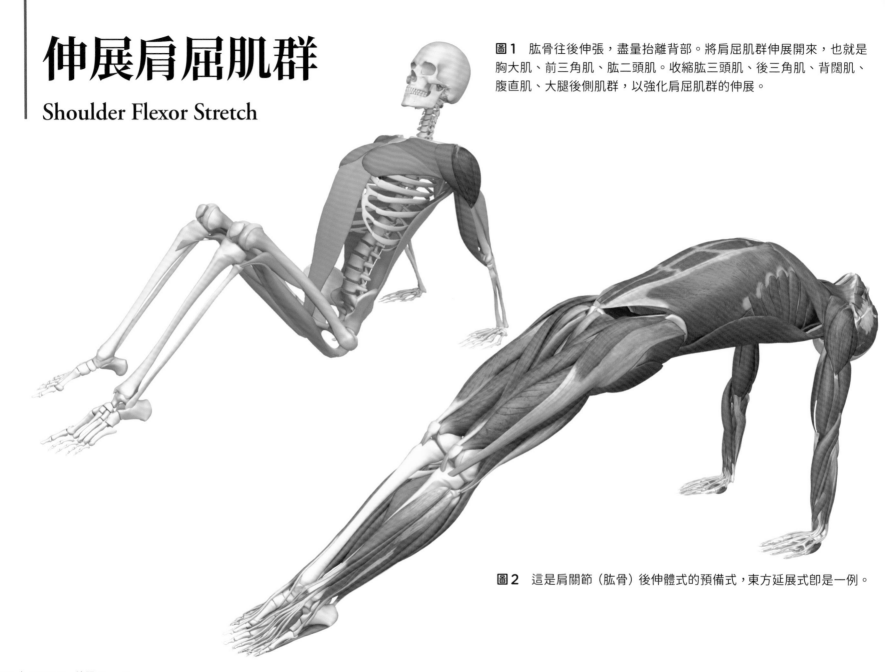

圖1 肱骨往後伸張，盡量抬離背部。將肩屈肌群伸展開來，也就是胸大肌、前三角肌、肱二頭肌。收縮肱三頭肌、後三角肌、背闊肌、腹直肌、大腿後側肌群，以強化肩屈肌群的伸展。

圖2 這是肩關節（肱骨）後伸體式的預備式，東方延展式即是一例。

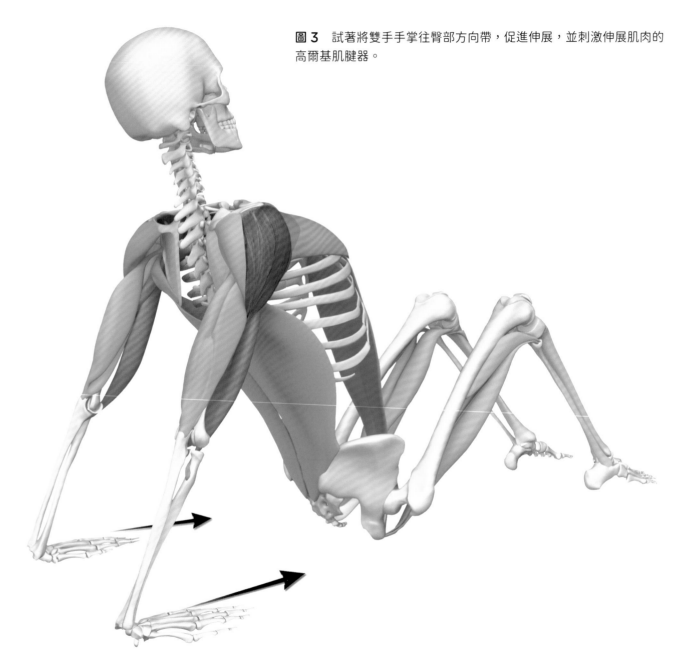

圖 3　試著將雙手手掌往臀部方向帶，促進伸展，並刺激伸展肌肉的高爾基肌腱器。

拜日式

Surya Namaskar

Sun Salutations

拜日式是一系列組合體式，每個動作會隨著每次重複而逐漸加深。拜日式通常是瑜伽練習的第一個動作，一般在早上醒來時進行。因此，可以把拜日式當作一套完整練習的熱身。

練習拜日式，體內產生熱，核心溫度提高，體表血管擴張。血管擴張和出汗排熱兩相結合，調節身體核心溫度。出汗也有利於排毒。

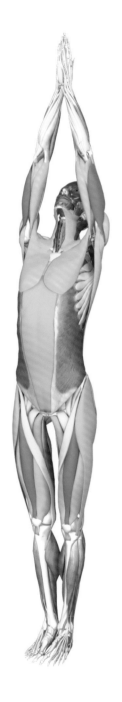
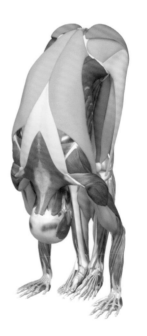
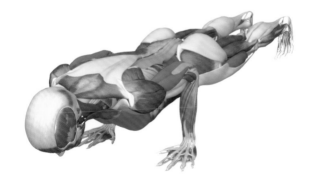

體內溫度上升，血液流向肌肉，肌腱、韌帶變柔韌。滑液在整個關節部位循環，輸送養分給關節軟骨，清除關節間隙的碎屑。

大腦會根據肌肉常規使用情形，來設定「固定長度」。經常坐著或騎自行車，大腦會發出訊號，設好髖屈肌群的固定長度。持續練習瑜伽會拉長肌肉，改善全身各部位活動範圍。也就是在大腦重新設定「固定長度」。睡覺時，肌肉是短縮的，這就是為什麼早晨起床會感覺僵硬。拜日式是彈震式伸展的變化形式。運用拜日式伸展，可以讓肌肉恢復到你上次練習時大腦設定的長度。

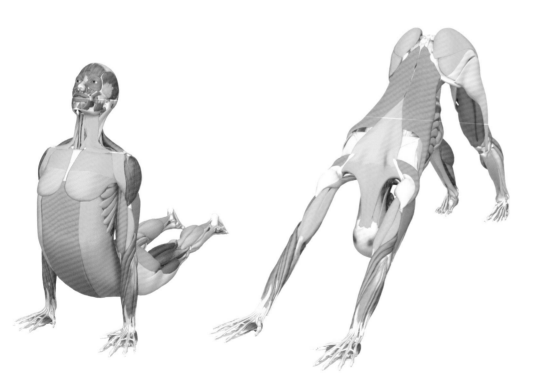
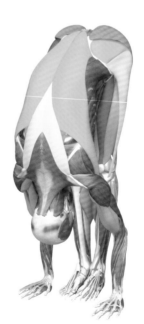
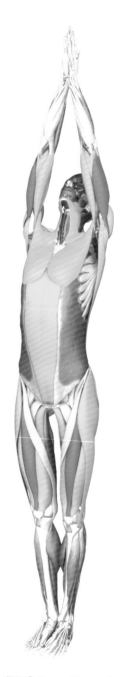

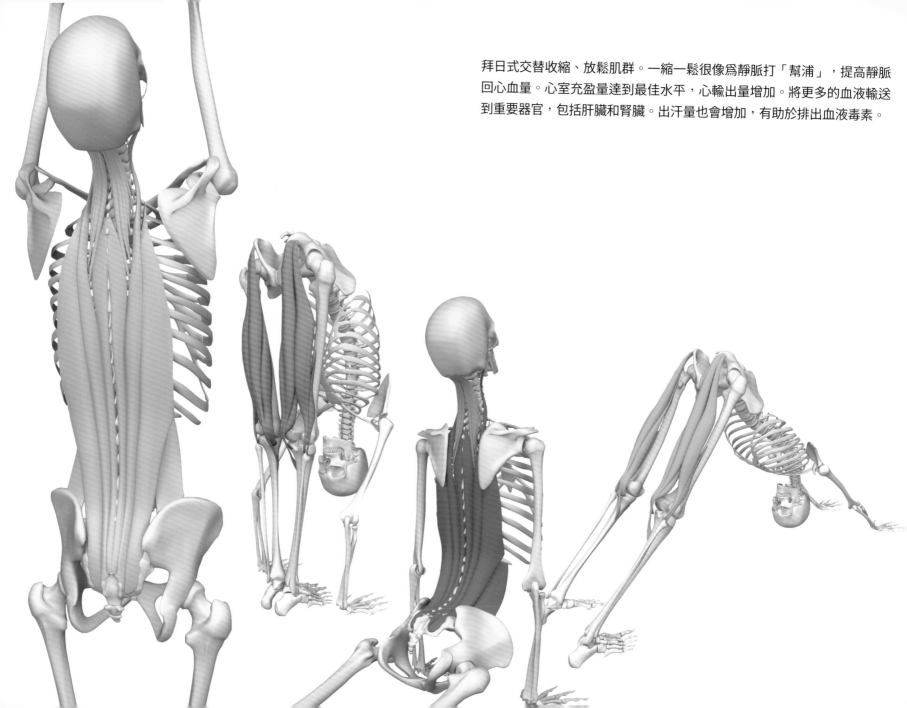

拜日式交替收縮、放鬆肌群。一縮一鬆很像為靜脈打「幫浦」，提高靜脈
回心血量。心室充盈量達到最佳水平，心輸出量增加。將更多的血液輸送
到重要器官，包括肝臟和腎臟。出汗量也會增加，有助於排出血液毒素。

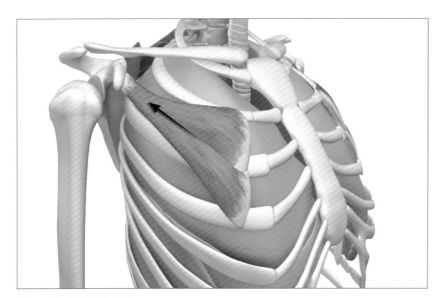

圖 1　胸小肌提高前胸。

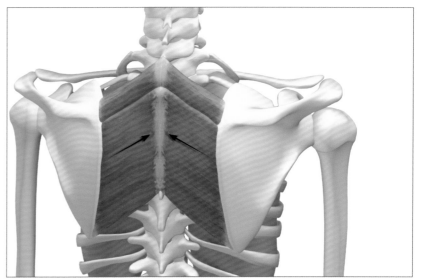

圖 2　菱形肌將肩膀收攏。

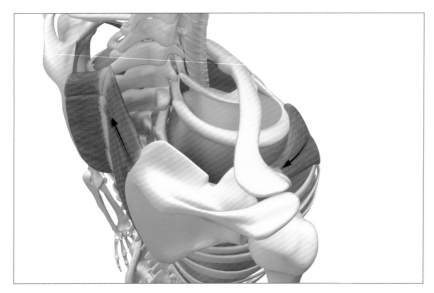

圖 3　胸小肌和菱形肌合力擴展前胸。

呼吸輔助肌

呼吸配合身體動作是瑜伽練習的基本概念。正因爲有橫膈膜和呼吸輔助肌，空氣才有辦法進出肺部。這一動作可使血液含氧並排出二氧化碳。呼吸速率和深度也有助於調節組織酸鹼值。氣流在咽部的聲門處進行調節。聲門部分關閉會增加氣流擾動。更多空氣與鼻腔富含血液的黏膜接觸，呼吸變暖和。

呼吸是人體本能之一，由大腦最原始的區域控制和調節。專注呼吸，把呼吸與瑜伽動作相結合，我們就可以利用大腦這些強大區域。本頁3圖示範了如何利用呼吸輔助肌打開肋骨。這種技巧一般稱爲「水桶提把」（bucket handle）呼吸。

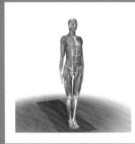

山式

Tadasana
Mountain Pose

Page 068

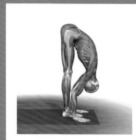

加強前屈伸展式

Uttanasana
Intense Forward-Bending Pose

Page 070

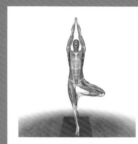

樹式

Vrksasana
Tree Pose

Page 072

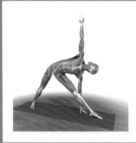

三角式

Utthita Trikonasana
Extended Triangle Pose

Page 074

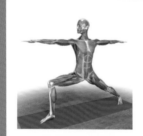

勇士二式

Virabhadrasana II
Warrior II

Page 076

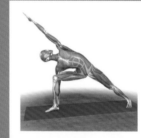

側角式

Utthita Parsvakonasana
Extended Lateral Angle Pose

Page 078

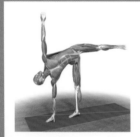

半月式

Ardha Chandrasana
Half Moon Pose

Page 080

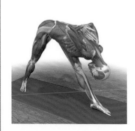

加強側伸展式

Parsvottanasana
Intense Side Stretch Pose

Page 082

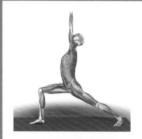

勇士一式

Virabhadrasana I
Warrior I

Page 084

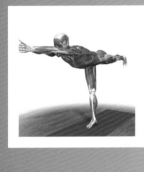

勇士三式

Virabhadrasana III
Warrior III

Page 086

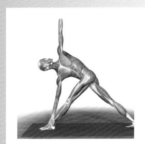

反轉三角式

Parivrtta Trikonasana
Revolving Triangle Pose

Page 088

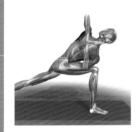

扭轉側角式

Parivrtta Parsvakonasana
Revolving Lateral Angle
Pose

Page 090

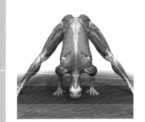

加強分腿
前屈伸展式

Prasarita Padottanasana
Spread Feet Intense
Stretch Pose

Page 092

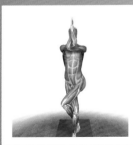

鷹式

Garudasana
Eagle Pose

Page 094

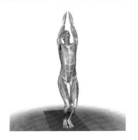

坐椅式

Utkatasana
Chair Pose

Page 096

站立體式
Standing Poses

山式 *Tadasana* —————— 068

加強前屈伸展式 *Uttanasana* —————— 070

樹式 *Vrksasana* —————— 072

三角式 *Trikonasana* —————— 074

勇士二式 *Virabhadrasana II* —————— 076

側角式 *Utthita Parsvakonasana* —————— 078

半月式 *Ardha Chandrasana* —————— 080

加強側伸展式 *Parsvottanasana* —————— 082

勇士一式 *Virabhadrasana I* —————— 084

勇士三式 *Virabhadrasana III* —————— 086

反轉三角式 *Parivrtta Trikonasana* —————— 088

扭轉側角式 *Parivrtta Parsvakonasana* —————— 090

加強分腿前屈伸展式
Prasarita Paddottanasana —————— 092

鷹式 *Garudasana* —————— 094

坐椅式 *Utkatasana* —————— 096

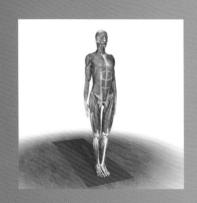

山式 | *Tadasana*
Mountain Pose

所有站立體式始於山式，止於山式。就好像我們已經到了穩定期，盤整我們練習的轉化效果，並在繼續往上之前收集肌肉的覺知。

協同和啟動

骨盆和腿部

1. 骨盆能像碗一樣端正，仰賴的正是骨盆前、後方的肌肉。前方是腰肌群，後方是臀肌。骨盆之所以能夠保持平衡，是因為腰大肌能夠彎曲大腿，臀大肌能夠拉長或伸直大腿。這兩塊肌肉彼此平衡。

2. 如果雙腿外八，位於髖關節前部的闊筋膜張肌和最高點的臀中肌前部會起作用，讓雙腿向內轉。

3. 從大腿前側一路往下延伸的股四頭肌收縮，以打直膝關節。

4. 小腿肌肉默默工作著，保持腳踝不偏不倚地在腳掌正上方，這是山式的基石。

5. 練習時，足背和足底的力量要彼此平衡，讓體式穩穩扎根。

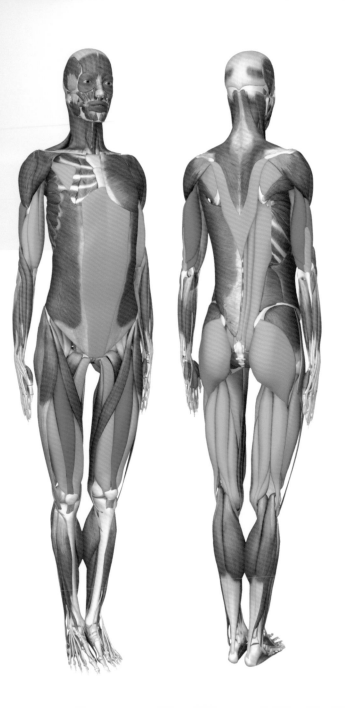

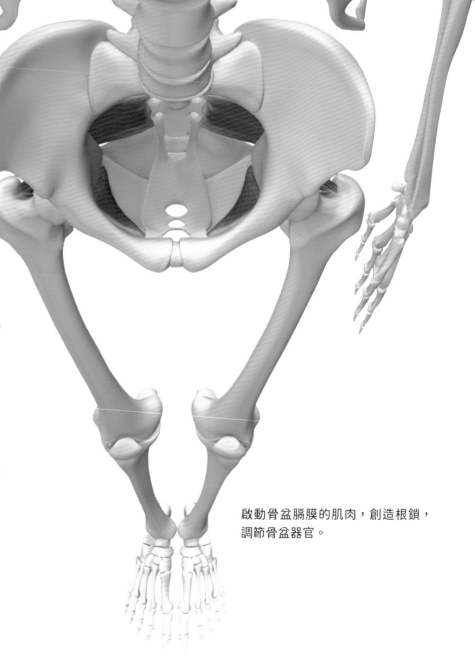

軀幹

1. 豎脊肌（背部深層肌肉）從頭骨伸張至脊柱根部，與背部小塊肌肉一起抬起脊柱，並保持直立。

2. 腹部肌群（沿軀幹前側向下延伸）和背部肌群一起支撐軀幹，讓軀幹保持平衡。它們一起在軀幹周圍形成一個管子，將肋骨往下拉。

肩關節和手臂

1. 橫跨背部的斜方肌下段將肩膀往下拉、遠離耳朵，挺起前胸。

2. 而連接肩胛骨和脊柱的菱形肌，與斜方肌中段合力將肩胛骨拉向中線。這個動作可以擴展前胸。

3. 胸小肌以「閉鎖鏈」方式收縮，使下肋骨上提，擴展前胸。

4. 棘下肌和小圓肌將肩胛骨和上臂骨連接起來，帶動手臂外轉。

5. 收縮肱三頭肌，將肘關節伸直。

啟動骨盆膈膜的肌肉，創造根鎖，調節骨盆器官。

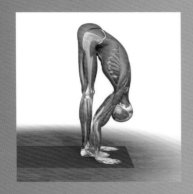

加強前屈伸展式 | *Uttanasana*
Intense Forward-Bending Pose

加強前屈伸展式是個對稱體式，可藉此看身體兩側有沒有不對稱、不平衡的地方。這也是個倒立動作，因為頭部低於心臟，於練習時穿插，作為暫時休息。

協同和啟動

骨盆和腿部

1. 啟動腰肌群、恥骨肌和股直肌，屈曲髖關節，使骨盆略微前傾。

2. 臀中肌前肌纖維和闊筋膜張肌合力將髖關節（股骨）略微向內轉動，讓膝蓋骨朝向正前方。

3. 位於大腿前側的股四頭肌收縮，以打直膝關節。這動作會產生交互抑制作用，放鬆大腿後側的肌肉（大腿後側肌群）。

4. 啟動大腿內側的內收肌，併攏大腿。

軀幹、肩關節和手臂

1. 收縮腹部前側帶狀大肌肉，即腹直肌，讓軀幹前彎。

2. 下斜方肌橫跨背部，啟動它，把肩膀往下拉、遠離頸部。

3. 收縮前三角肌，帶動肩膀前移。啟動肱二頭肌，手肘彎曲。雙手貼地固定不動，前面這幾個動作會把軀幹推更深。

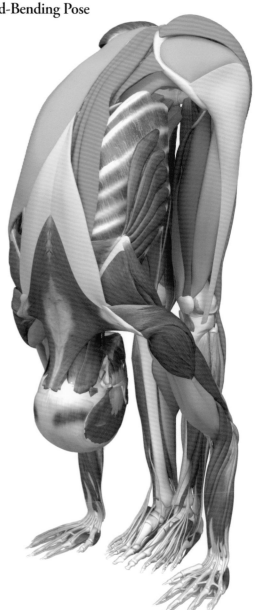

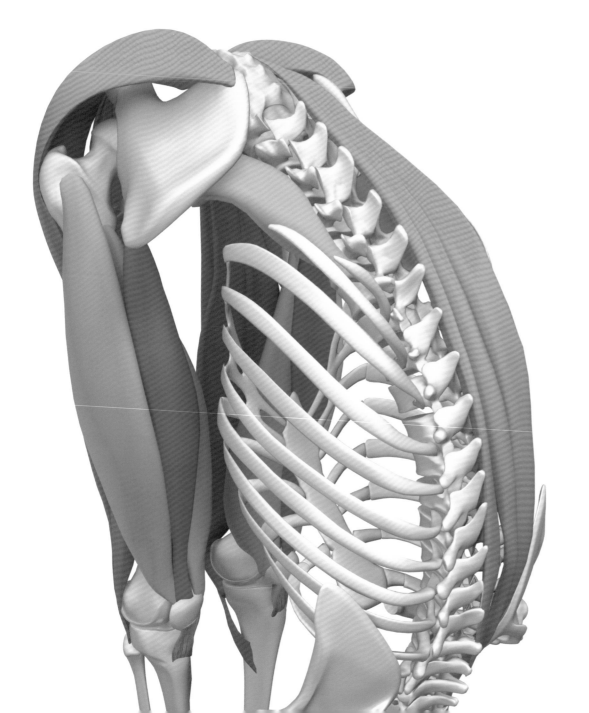
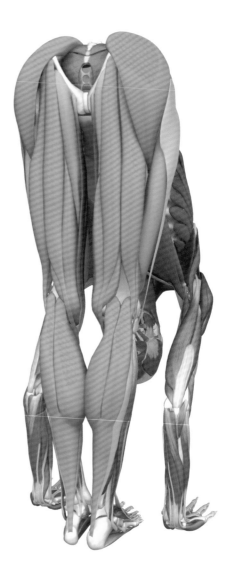

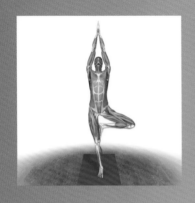

樹式 | *Vrksasana*
Tree Pose

這個站立體式，正如其名，是個單腳平衡動作，雙臂併攏，像樹苗一樣伸向天空。屬於單腿平衡體式當中比較簡單的一個動作，因為上半身的骨骼疊在站立腿的長骨上。這使得軀幹肌肉和其他肌群在平衡四肢時的工作量減少。

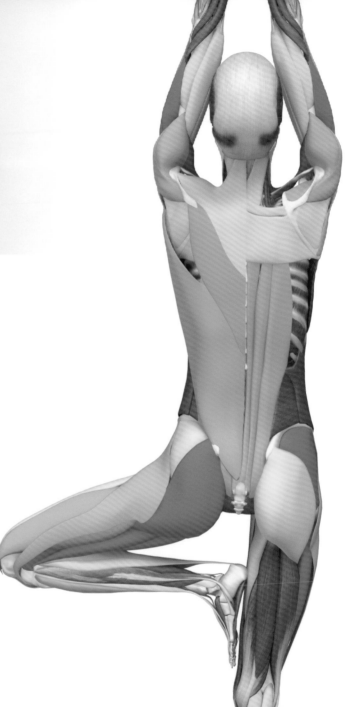

協同和啟動

站立腿

1. 臀部的臀大肌和腰肌群（大腿前側的高處）合作，從前後方支撐骨盆，讓骨盆保持平衡。

2. 骨盆外側的臀中肌和大腿內側的內收肌群則從內、外側平衡骨盆。

3. 大腿前側的股四頭肌收縮，以伸直膝關節。

4. 小腿後側肌群、腓骨長短肌、脛前肌、屈趾肌群共同協力，一起穩定足部。

軀幹

1. 豎脊肌從顱骨沿著脊椎一路延伸到骨盆附近，使脊椎保持直立。它們形成一根肌肉支柱，和下背的腰方肌合作，上提脊椎。

2. 腹直肌將肋骨固定在骨盆上方。

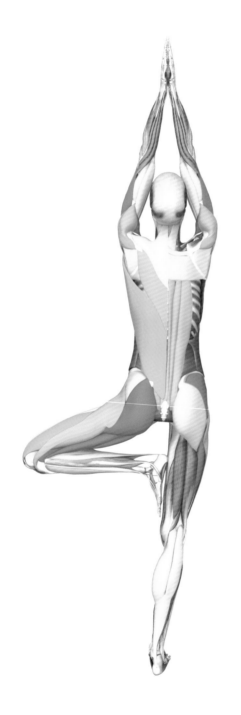

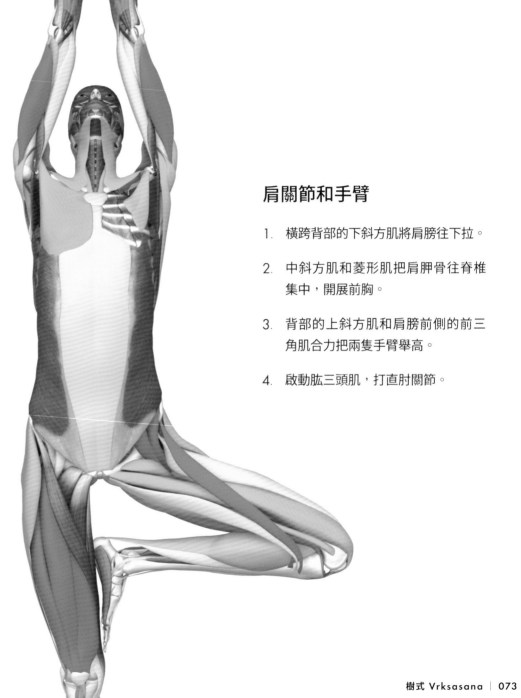

肩關節和手臂

1. 橫跨背部的下斜方肌將肩膀往下拉。

2. 中斜方肌和菱形肌把肩胛骨往脊椎集中,開展前胸。

3. 背部的上斜方肌和肩膀前側的前三角肌合力把兩隻手臂舉高。

4. 啟動肱三頭肌,打直肘關節。

三角式 | *Utthita Trikonasana*
Extended Triangle Pose

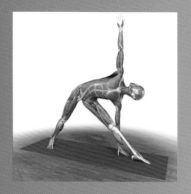

三角式在身體創造多個三角形。這些三角形強而有力地伸展前腿的大腿後側肌群，其次是伸展後腿的大腿後側肌群，以及腓腸肌和比目魚肌。先看軀幹上側的動作，三角式也會把上側的腹肌和背肌伸展開來。

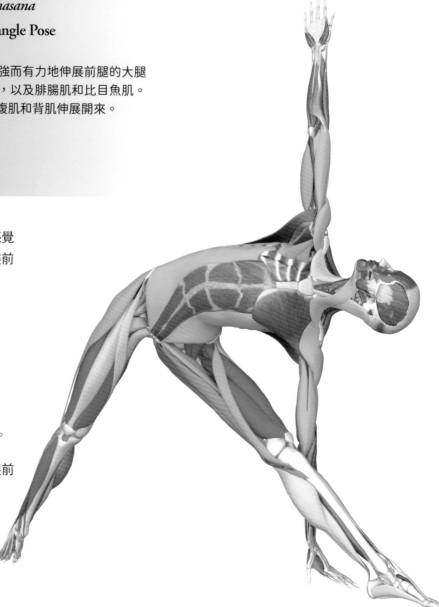

上側肩關節和上臂的動作屬於「開放鏈」運動，在空間中形成手臂的本體感覺意識（proprioceptive awareness）。下方手固定在地板或小腿，提供擴展前胸的槓桿作用。

協同和啟動

骨盆和腿部

1. 前腿、後腿的股四頭肌收縮，打直膝關節，伸展大腿後側肌群下段區域。

2. 前腿的腰肌群屈曲髖關節，帶動骨盆前傾。這會使坐骨結節往後，伸展前腿的大腿後側肌群上段。

3. 收縮後腿的臀大肌，把上側的髖關節伸張開來。

4. 收縮後腿脛前肌，帶動踝關節屈曲（背屈），將腳踝帶往脛骨。

5. 啟動前腿脛骨外側的腓骨長短肌，把大趾球壓向地板。

軀幹

1. 啟動沿著脊柱兩側延伸的豎脊肌，用上側豎脊肌把軀幹略微往上轉。

2. 啟動下側的腹部肌肉，即腹斜肌，把軀幹往上轉。這動作會拉長上側軀幹的腹斜肌。

肩關節和手臂

1. 收縮菱形肌，讓兩側的肩胛骨後縮（retract）、往中線集中，以擴展前胸。

2. 以中三角肌帶動肩關節外展，讓手臂從軀幹上拉開。

3. 啟動斜方肌下⅓段，把肩膀往下拉、遠離頸部。

4. 以肱三頭肌伸張肘關節，手臂打直。

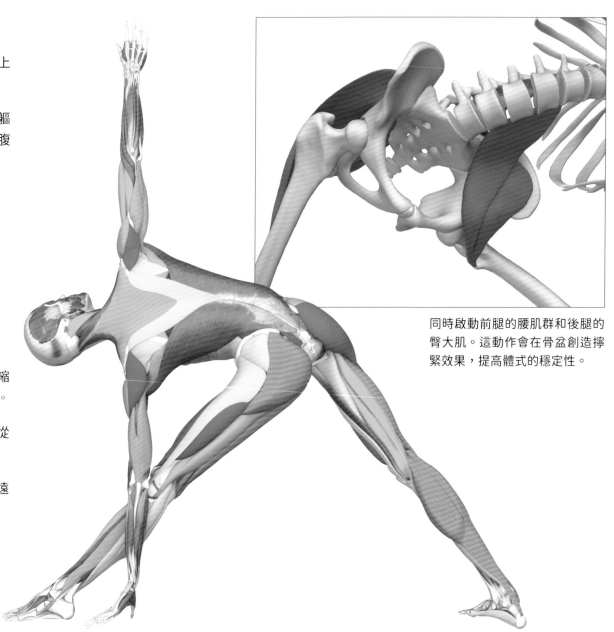

同時啟動前腿的腰肌群和後腿的臀大肌。這動作會在骨盆創造撐緊效果，提高體式的穩定性。

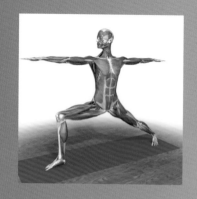

勇士二式 | *Virabhadrasana II*
Warrior II

勇士二式的骨盆朝向正前方。請注意，本書是依照骨盆方向來編排站姿順序，先介紹骨盆朝前的體式，接著是骨盆朝向側面，最後才是骨盆轉動。這個「挪動」身體的順序主要針對骨盆的核心肌肉，尤其是腰肌群。

協同和啟動

骨盆和腿部

1. 以後腿的臀部肌肉來伸張和外旋髖關節。

2. 用後腿的內收大肌把大腿骨伸直，讓腳掌穩穩扎在地板上。

3. 闊筋膜張肌和臀中肌會把大腿骨向內轉，以平衡臀大肌外旋大腿骨的動作。

4. 收縮股四頭肌，把後腿膝關節伸直。

5. 啟動脛骨前側的脛前肌，讓後腿的踝關節往上屈，以伸展小腿肚（腓腸肌、比目魚肌）以及小腿外側的肌肉。

6. 接著看前腿，恥骨肌位在髖關節前側的較高位置，啟動恥骨肌和腰肌群，以屈曲髖關節。最後再用大腿中段的縫匠肌完善髖屈行動。

7. 收縮前腿的股四頭肌，支撐身體重量。

8. 啟動前腿小腿外側的腓骨肌，把腳踝稍微向外轉，也就是外翻。這個行動會把大趾球往下壓。

9. 收縮腓腸肌和比目魚肌，讓腳掌扎進地板。

軀幹

1. 啟動脊椎兩側的豎脊肌和下背的腰方肌，上提背部、略微凹背。

2. 軀幹前側從胸部延伸到恥骨的腹直肌，輕輕收縮以保護下背部。

肩關節和手臂

1. 啟動三角肌，手臂平舉，並將兩隻手臂稍微往後帶，打開前胸。手臂平舉的行動是由肩旋轉肌群的棘上肌啟動。

2. 中斜方肌和菱形肌將肩胛骨往中線拉。穩定好肩胛骨後，啟動胸小肌，抬升肋骨，擴展胸部。

啟動豎脊肌，上提軀幹，菱形肌將兩側肩胛骨往中線拉。

3. 啟動下斜方肌，把肩膀往下背方向拉、遠離耳朵，釋放頸部。

4. 收縮上臂骨後側的肱三頭肌，以伸直肘關節。

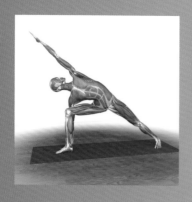

側角式 | *Utthita Parsvakonasana*
Extended Lateral Angle Pose

側角式同樣是骨盆朝前的站立體式，骨盆與額狀面（冠狀面）平行。做完勇士二式，很自然進到側角式；在側角式，一手放地板，一手從頭部上方斜伸出去。

協同和啟動

骨盆和腿部

1. 啟動後腿的臀部肌肉，開展髖關節，並將股骨（大腿骨）向外轉。

2. 收縮大腿內側的內收肌群，打直股骨，後腿往中線拉，後腳穩定往地板扎根。

3. 闊筋膜張肌和臀中肌會把股骨向內轉，以平衡臀大肌外旋股骨的強勁力道。

4. 啟動大腿前側的股四頭肌，使後腿膝關節伸直。

5. 脛骨前側的脛前肌屈曲踝關節，把腳掌拉向脛骨，伸展小腿肚和小腿外側肌群（腓骨長短肌）。

6. 以腰肌群和恥骨肌帶動前腿髖屈動作。再以斜穿大腿中央線的縫匠肌，完善髖屈動作。

7. 啟動前腿股四頭肌，以支撐身體重量。

軀幹

1. 收縮軀幹下側的腹斜肌和腹橫肌，把軀幹往彎曲腿方向拉，並伸展軀幹上側的腹斜肌和腹橫肌。

2. 啟動脊柱沿線下側的豎脊肌和下背部的腰方肌，幫助軀幹側伸展，伸展上側的豎脊肌和腰方肌。

8. 前腿小腿外側的腓骨肌會把踝關節稍微向外轉，形成踝翻。啟動腓腸肌/比目魚肌，讓踝關節屈曲，把腳往下壓。

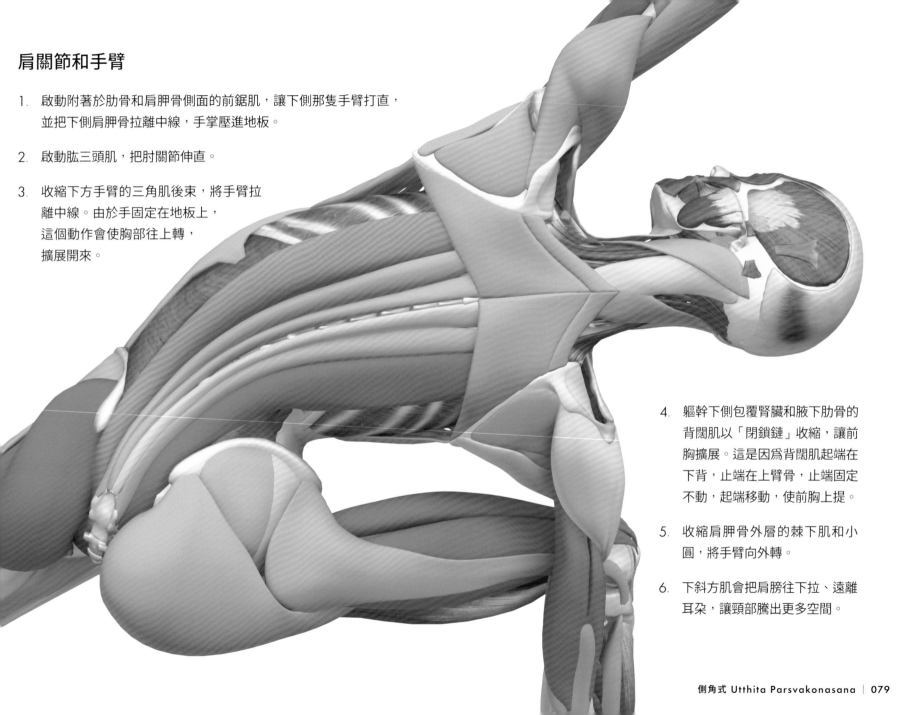

肩關節和手臂

1. 啟動附著於肋骨和肩胛骨側面的前鋸肌，讓下側那隻手臂打直，
   並把下側肩胛骨拉離中線，手掌壓進地板。

2. 啟動肱三頭肌，把肘關節伸直。

3. 收縮下方手臂的三角肌後束，將手臂拉
   離中線。由於手固定在地板上，
   這個動作會使胸部往上轉，
   擴展開來。

4. 軀幹下側包覆腎臟和腋下肋骨的
   背闊肌以「閉鎖鏈」收縮，讓前
   胸擴展。這是因為背闊肌起端在
   下背，止端在上臂骨，止端固定
   不動，起端移動，使前胸上提。

5. 收縮肩胛骨外層的棘下肌和小
   圓，將手臂向外轉。

6. 下斜方肌會把肩膀往下拉、遠離
   耳朵，讓頸部騰出更多空間。

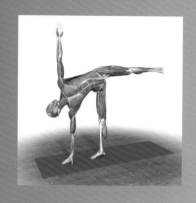

半月式 | *Ardha Chandrasana*
Half Moon Pose

在半月式，身體重量放在一隻腿上，同側的手伸直觸地。另一腿則伸直平舉，發揮平衡作用。你可以自由詮釋半月式，從外形看，貌似半個月亮；實際練習時，平舉那條腿理想上要靜靜高懸半空中。四肢必須保持在同一平面，因為平舉那隻腳如果向後倒，身體會失去平衡。因此練半月式，需要對骨盆核心肌肉有些認識，了解怎麼運用骨盆核心肌肉，自由調整腿的動作。

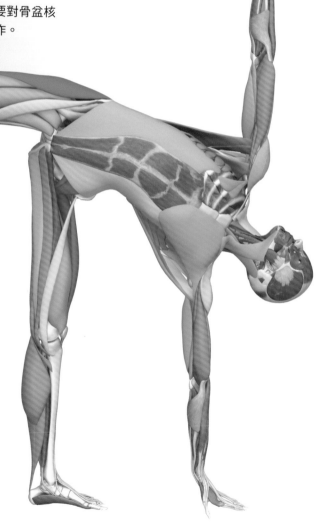

協同和啟動

站立腿

1. 啟動腰肌群和恥骨肌，使臀部略微前傾。跨過髖關節沿著大腿前側向下延伸的股直肌，在其他2塊肌肉的配合下，穩定站立腿。從大腿前側斜穿而過，一路往下延伸的縫匠肌，讓站立腿更形穩固。

2. 啟動股四頭肌，伸直膝關節。

3. 腓腸肌和比目魚肌就是俗稱的小腿肚，這兩塊肌肉離心收縮，把腳掌往下踩，這樣根基才會穩固。

上提腿

1. 臀中肌、臀小肌和闊筋膜張肌的起點都位在骨盆側面，啟動這3塊肌肉，將腿抬高，與地面平行。

2. 同時收縮臀部的臀大肌和大腿前側高處的腰肌，避免臀部前後晃動。

3. 以股四頭肌伸直膝關節。

4. 收緊脛骨的脛前肌和小腿的腓骨肌，以穩定足部。

軀幹

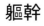

1. 先看身體下側，收縮下側的豎脊肌（深層背部肌肉），讓軀幹彎向站立腿，伸展上側豎脊肌。

2. 收縮從軀幹側面斜伸到腹部的腹斜肌，使下側軀幹彎向站立腿。

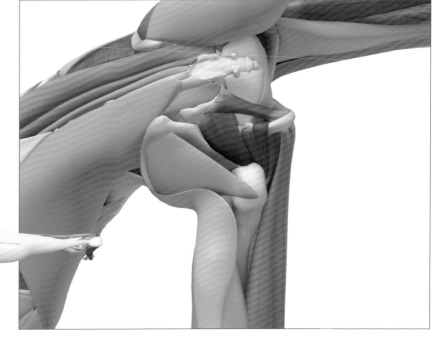

臀部深層的外旋肌從核心穩定站立腿。

肩關節和手臂

1. 啟動從肋骨側面延伸到肩胛骨外緣的前鋸肌，有助於將身體推離地面。

2. 從下背延伸到上臂的背闊肌，以「閉鎖鏈」運動模式收縮背闊肌，這是指背部會略凹，並打開胸部，而不是手臂不動。

3. 以肱三頭肌伸直肘關節。

4. 啟動肩膀曲線上的側三角肌，將兩隻手平舉，離開身體側面。

5. 收緊中下段斜方肌，擴展胸部，並把肩膀往下拉、遠離頸部。

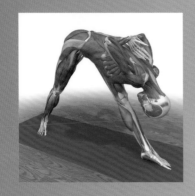

加強側伸展式 | *Parsvottanasana*
Intense Side Stretch Pose

加強側伸展式會強力伸展大腿後側肌肉，以及後腿的小腿肚（腓腸肌和比目魚肌）。背手合掌會把肩膀向內轉，深度伸展上臂骨往外轉的肌肉，即棘下肌和小圓肌。

協同和啟動

1. 胸大肌與肩胛下肌、大圓肌合作，將上臂骨向內轉，也會伸展肩關節外旋肌（棘下肌和小圓肌）。

2. 橫跨上背部的中斜方肌和菱形肌把肩胛骨往脊椎方向拉，繼而打開前胸。

3. 下斜方肌把肩膀往下拉，讓頸部有更多空間。

4. 腹直肌將軀幹彎向大腿。

5. 腰肌群在此有2個作用：在前腿，協助髖屈動作；在後腿，穩定髖關節，讓伸直的後腿站更穩。

6. 收縮後腿的臀部肌肉，試著伸張後腿大腿骨（髖伸動作）。但後腳掌要踩在瑜伽墊上固定好。由於腳掌固定住了，你在膝關節背面（後側）會感覺到髖伸動作的力量，這樣大腿後側肌群和小腿後側肌群就可以伸展更多。

7. 前、後腿的股四頭肌都要收緊，將膝關節伸直。

8. 收緊後腿的脛前肌，帶動足背屈（腳踝往脛骨方向屈曲），讓小腿後側肌群伸展更多。

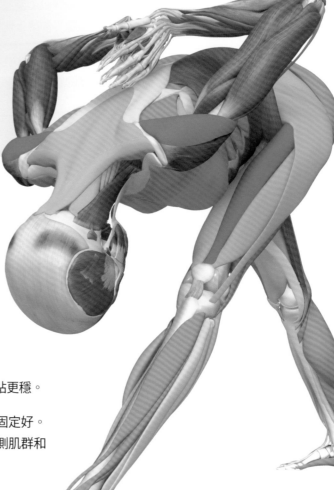

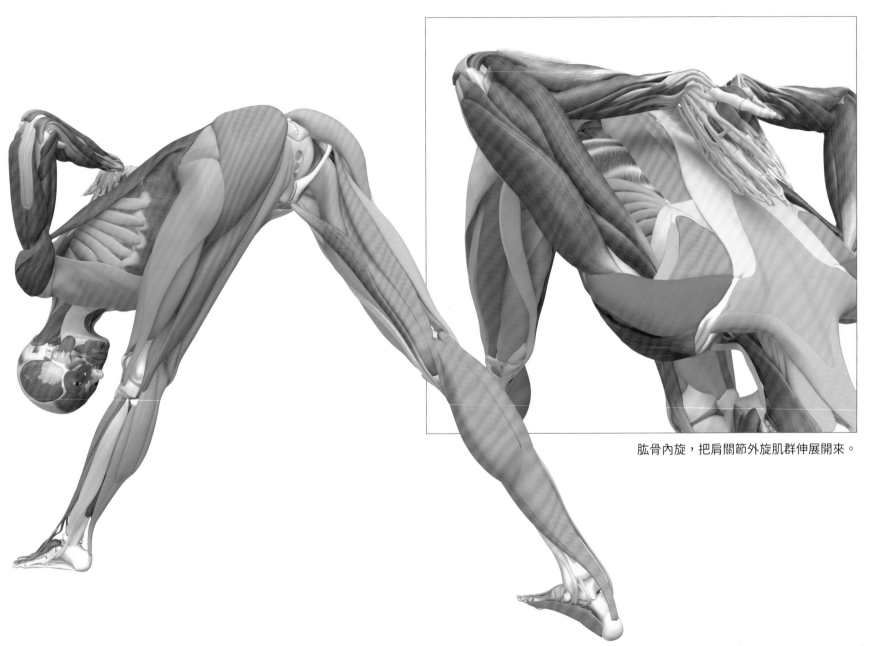

肱骨內旋，把肩關節外旋肌群伸展開來。

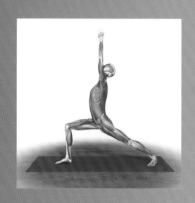

勇士一式 | *Virabhadrasana I*
Warrior I

勇士一式是個很基本的站立體式,動作元素有3個:弓箭步,軀幹伸張,胸部向上打開。雖然是個靜態的體式,但練習時,可以觀想自己是個勇士,經過調教、訓練的肌肉能量正等待釋放。

協同和啟動

骨盆和腿部

1. 收縮後腿的臀部肌肉,以伸張髖關節(股骨)且讓股骨向外轉。

2. 闊筋膜張肌在臀中肌協助下,把股骨帶離中心線(外展)。同時,它們也會把大腿骨向內轉,抵消臀部肌肉從髖臼把股骨向外轉的動作。

3. 內收大肌位在大腿內側,可以開展大腿骨,帶動大腿骨往中心線移動(內收)。

4. 股四頭肌收縮,讓膝關節伸直。

5. 看後腿的動作,收緊脛骨前側的脛前肌,帶動踝關節彎曲(足背屈),小腿後側肌群以及脛骨外側的腓腸肌也會伸展開來。

6. 在此同時,收緊前腿的腰肌群和恥骨肌,前腿從髖關節屈曲。收縮縫匠肌,幫助屈曲髖關節,大腿外轉,讓身體保持平衡。

7. 收縮前腿的股四頭肌支撐身體重量。

8. 啟動脛骨外側的腓骨長短肌,把前腿的踝關節和腳掌稍微向外轉,將大趾球壓進地板。

9. 收縮小腿肌肉,讓腳掌踩得更穩。

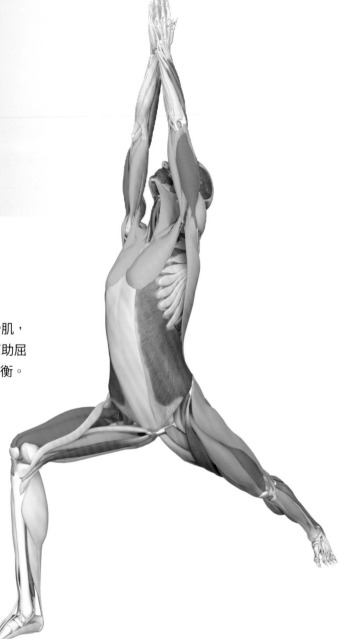

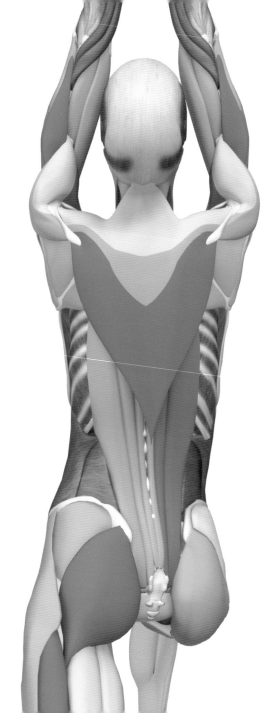

軀幹

1. 沿著脊椎從顱骨延伸到骨盆附近的豎脊肌，與腰椎的腰方肌一起作用，讓背部挺直、微凹。

2. 輕輕收緊腹直肌，保護下背。

肩關節和手臂

1. 橫跨背部的下斜方肌把肩膀向下背部拉，釋放頸部。

2. 收縮從肋骨側面延伸到肩胛骨的前鋸肌，把肩胛骨下緣向外轉。這動作會把肩關節臼窩移到肱骨頭下方（在肩關節中）。

3. 棘下肌和小圓肌會把臂骨向外轉，擴展胸部。

4. 啟動前三角肌，以抬高手臂。

5. 收縮肱三頭肌，以伸直肘關節，並協助前鋸肌旋轉肩胛骨。這動作可以避免肱骨頭夾擠肩胛骨的肩峰突。

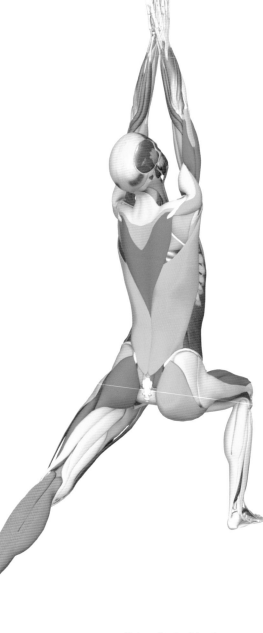

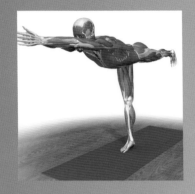

勇士三式 | *Virabhadrasana III*
Warrior III

勇士三式動作元素有3個：單腿平衡，雙臂前伸，雙掌合攏，像支射出的箭。我們還可以看到骨盆逐步轉動的過程，勇士二式骨盆面朝前，在勇士一式往側面轉，再到勇士三式與地板平齊。

協同和啟動

站立腿

1. 位於髖部深處的腰肌群與大腿前側上方的恥骨肌一起作用，屈曲髖關節，使站立腿和軀幹呈90度直角。

2. 臀部的臀中肌把骨盆轉正。

3. 收縮髖部外側的闊筋膜張肌，向內施加輕柔的反向力道，目的是要防止站立腿向外轉。這還有助於伸直膝關節。

4. 啟動大腿前部的股四頭肌，伸直膝關節。

5. 收縮脛骨外側的腓骨長、短肌，將腳掌內側壓向地板。

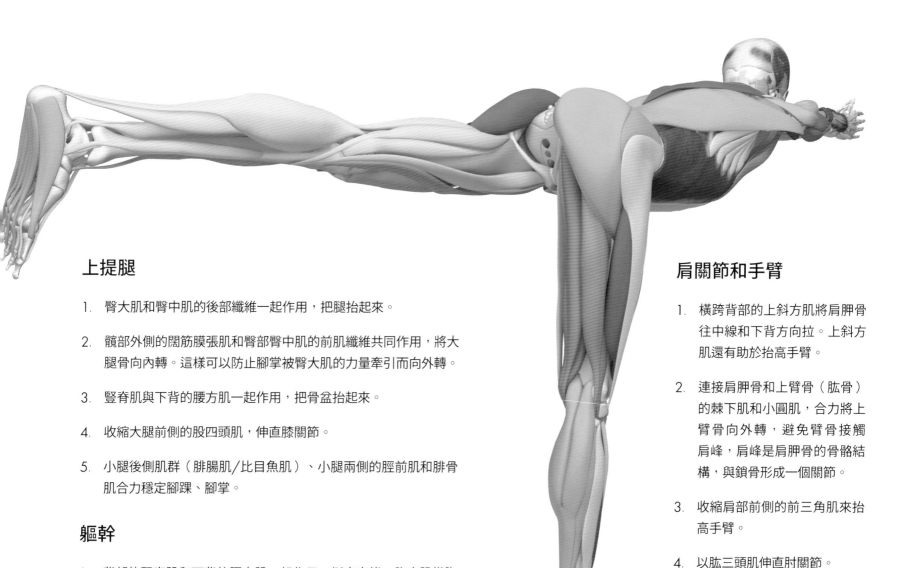

上提腿

1. 臀大肌和臀中肌的後部纖維一起作用，把腿抬起來。

2. 髖部外側的闊筋膜張肌和臀部臀中肌的前肌纖維共同作用，將大腿骨向內轉。這樣可以防止腳掌被臀大肌的力量牽引而向外轉。

3. 豎脊肌與下背的腰方肌一起作用，把骨盆抬起來。

4. 收縮大腿前側的股四頭肌，伸直膝關節。

5. 小腿後側肌群（腓腸肌/比目魚肌）、小腿兩側的脛前肌和腓骨肌合力穩定腳踝、腳掌。

軀幹

1. 背部的豎脊肌和下背的腰方肌一起作用，挺直脊椎。腹直肌從胸部延伸至恥骨，在軀幹周圍形成一個護套，穩定軀幹。

肩關節和手臂

1. 橫跨背部的上斜方肌將肩胛骨往中線和下背方向拉。上斜方肌還有助於抬高手臂。

2. 連接肩胛骨和上臂骨（肱骨）的棘下肌和小圓肌，合力將上臂骨向外轉，避免臂骨接觸肩峰，肩峰是肩胛骨的骨骼結構，與鎖骨形成一個關節。

3. 收縮肩部前側的前三角肌來抬高手臂。

4. 以肱三頭肌伸直肘關節。

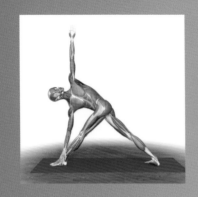

反轉三角式 | *Parivrtta Trikonasana*
Revolving Triangle Pose

反轉三角式利用對側手腳的連接，如右手找左腳，在軀幹和脊椎創造扭轉動作。啟動肩部的核心肌肉，將軀幹轉向與臀部相反的方向，藉此達到扭轉效果。

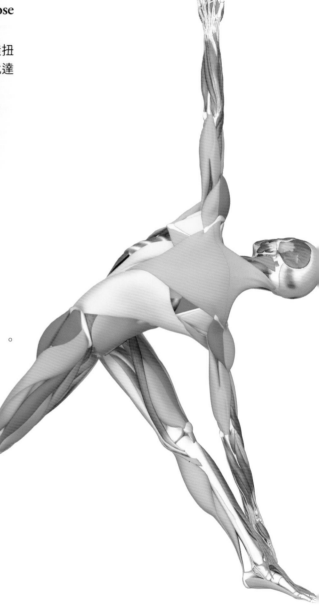

協同和啟動

1. 前腿的腰肌群和後腿的臀部肌肉一起作用，在骨盆創造擰轉效果，讓體式更穩定。

2. 一樣使腰肌群、恥骨肌（連接大腿骨和恥骨）、內收肌一起作用，屈曲前腿髖關節。

3. 同時，啟動後腿的臀肌，把一邊腿往身體後方伸直，並將大腿骨向外轉。

4. 啟動後腿大腿內側的內收肌，把大腿骨往後壓，並拉向中線（內收動作，但後腿實際上不移動）。

5. 啟動股四頭肌，以伸直膝關節。

6. 在後腿，收縮小腿前側的脛前肌，讓腳踝稍微向內轉，把腳背往脛骨方向拉。這動作可以伸展小腿的後側肌群。

7. 收縮肱三頭肌，將肘關節伸直。

8. 啟動連結肋骨側面和肩胛骨的前鋸肌，將下手臂那側的肩膀往足部方向拉。

9. 啟動下手臂後三角肌，把胸部往前拉，帶動軀幹扭轉更深。

10. 收縮連接肩胛骨和脊椎的菱形肌，和後三角肌一起，把軀幹上側帶入更深的扭轉。

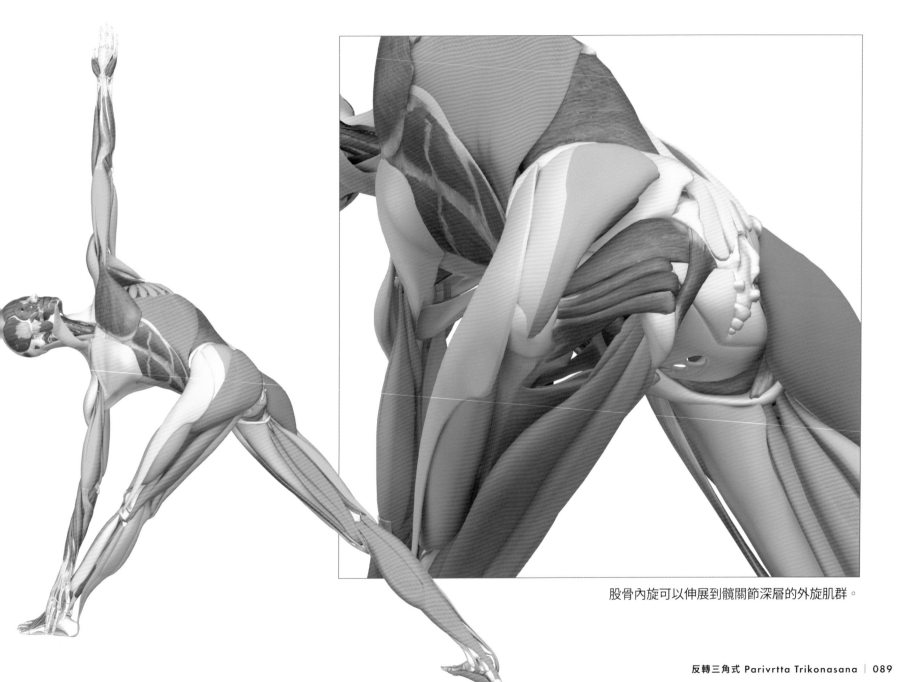

股骨內旋可以伸展到髖關節深層的外旋肌群。

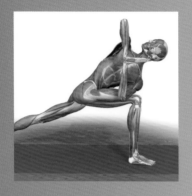

扭轉側角式 | *Parivrtta Parsvakonasana*
Revolving Lateral Angle Pose (Lunge Variation)

在扭轉側角式，骨盆的方向和軀幹的方向正巧相反。這動作會伸展到脊椎周圍的核心肌群。啟動前腿的腰肌群和後腿的臀大肌，穩定姿勢。扭轉側角式會在骨盆創造「擰轉」效果，從骨盆周圍的肌肉、韌帶和肌腱產生拉力和反拉力。後腿推離，前腿抵住，如此一推一擋，讓體式更穩固。

協同和啟動

1. 啟動前腿大腿內側和前側的肌肉，使前腿那側的髖關節屈曲。大腿內側和前側的肌肉有腰肌群、恥骨肌和前內收肌群。

2. 看前腿動作，啟動髖關節外側的肌肉和臀大肌旁邊的肌肉，用膝蓋頂著手肘，協助完成轉體動作。而髖關節外側的肌肉是闊筋膜張肌，臀大肌旁邊的肌肉是臀中肌。

3. 小腿外側的腓骨肌有助於將前腿的大趾球壓進地板，並將踝關節稍微向外轉。

4. 收縮後腿的臀大肌，把股骨（髖關節）帶到後方並向外轉。

5. 啟動後腿大腿內側的內收大肌，試著把大腿骨拉近中線，大腿骨實際上不會動，但這個輔助伸展的動作會把大腿骨推得更靠後。

6. 啟動後腿的股四頭肌，以伸直膝關節。

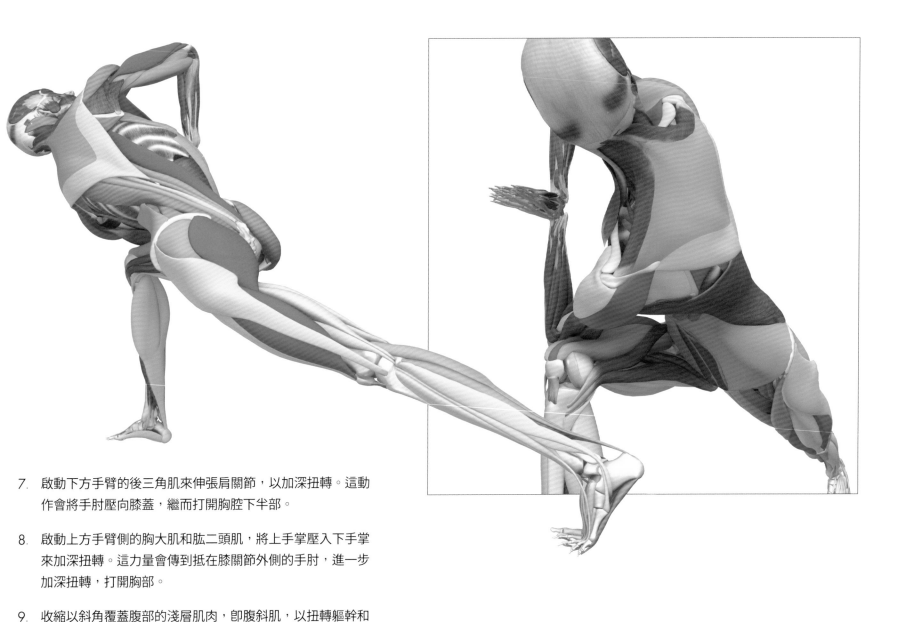

7. 啟動下方手臂的後三角肌來伸張肩關節，以加深扭轉。這動作會將手肘壓向膝蓋，繼而打開胸腔下半部。

8. 啟動上方手臂側的胸大肌和肱二頭肌，將上手掌壓入下手掌來加深扭轉。這力量會傳到抵在膝關節外側的手肘，進一步加深扭轉，打開胸部。

9. 收縮以斜角覆蓋腹部的淺層肌肉，即腹斜肌，以扭轉軀幹和脊柱。

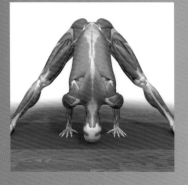

加強分腿前屈伸展式 | *Prasarita Padottanasana*
Spread Feet Intense Stretch Pose

這是個對稱的站立體式，要同時啟動和伸展身體
兩側。這種對稱體式會讓你察覺身體哪個部位
柔軟度不一樣。了解了以後，就能啟動適當的
肌肉，達到對稱。

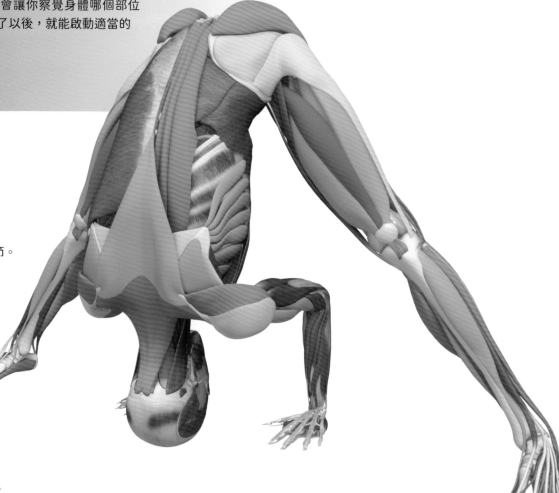

協同和啟動

1. 以腰肌群、恥骨肌和大腿前側的股直肌屈曲髖關節。

2. 啟動大腿前側的股四頭肌，伸直膝關節。

3. 收縮小腿前側的脛前肌，腳掌稍微內轉。

4. 啟動位在腳踝內側的脛後肌，有助於提起
   足弓。

5. 啟動沿著足底腳拇趾分布的屈拇趾長肌，
   把大趾球踩進地板，協助提高穩定度，並將身
   體重量往前帶。

6. 啟動從胸部延伸到恥骨的腹直肌，帶動軀幹前彎。

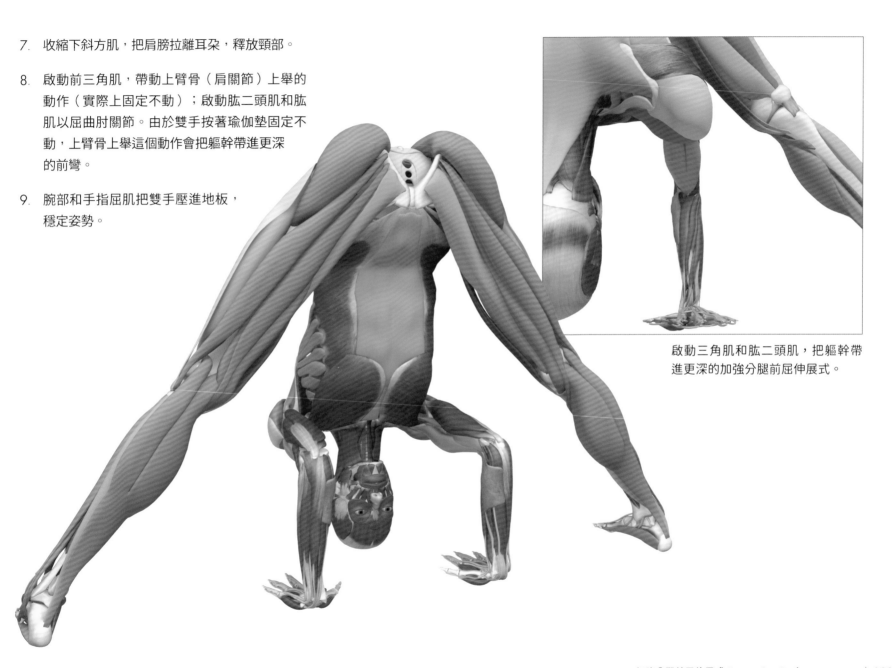

7. 收縮下斜方肌，把肩膀拉離耳朵，釋放頸部。

8. 啟動前三角肌，帶動上臂骨（肩關節）上舉的
   動作（實際上固定不動）；啟動肱二頭肌和肱
   肌以屈曲肘關節。由於雙手按著瑜伽墊固定不
   動，上臂骨上舉這個動作會把軀幹帶進更深
   的前彎。

9. 腕部和手指屈肌把雙手壓進地板，
   穩定姿勢。

啟動三角肌和肱二頭肌，把軀幹帶
進更深的加強分腿前屈伸展式。

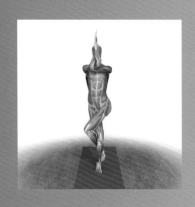

鷹式 │ *Garudasana*
Eagle Pose

鷹式是個單腿平衡動作，同時雙手、雙腿以大腦不常看到的位置纏繞著。因此，鷹式能有效訓練平衡和協調能力。

協同和啟動

骨盆和腿部

1. 收縮站立腿的腓骨肌帶動踝外翻，踝外翻會把腳掌內側壓進地板，協助身體平衡。

2. 啟動纏繞腿的腓骨肌，形成踝外翻動作，以勾住下方站立腳。啟動小腿的腓腸肌/比目魚肌，屈曲站立腳的踝關節，把腳掌壓進地板，穩定姿勢。

3. 啟動內收肌群，兩隻大腿夾緊。

4. 啟動闊筋膜張肌和臀中肌，使股骨內旋。

5. 收縮腰肌群以帶動髖屈。

軀幹

1. 啟動豎脊肌和腰方肌，讓背部挺直。

2. 收縮腹直肌，由於腹直肌和豎脊肌帶動的動作正好反方向，因此腹直肌可以為豎脊肌提供反作用力，進而穩定骨盆。

肩關節和手臂

1. 啟動胸大肌，帶動肩關節水平內收，將兩隻手臂帶到胸前。

2. 收縮上方手臂的後三角肌，將上方手臂壓向下方手臂。由於三角肌在伸展狀態收縮，這屬於離心收縮。這動作會加深對肩旋轉肌群的伸展。

3. 再看下方手臂，後三角肌處於伸展狀態，而前三角肌保持啟動，把下方手臂的肘關節往上頂，讓上下手肘互推。

4. 前鋸肌把肩胛骨往前拉，伸展中斜方肌和菱形肌。

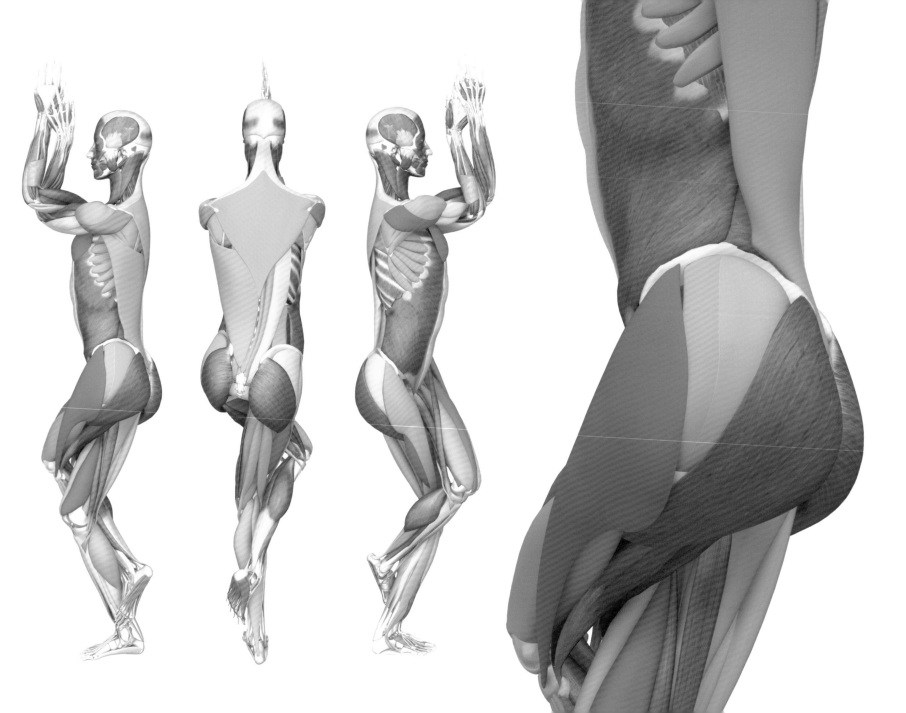

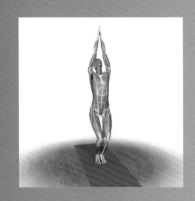

坐椅式 | *Utkatasana*
Chair Pose

坐椅式也是對稱型站立體式,山式之後很自然發展成坐椅式。這個動作屈膝微蹲,作勢欲跳,有釋放潛在能量的寓意。坐椅式能強化核心肌群,包括髖屈肌群、股四頭肌和下背肌肉。

協同和啟動

骨盆和腿部

1. 髖屈肌(腰肌群、恥骨肌、股直肌和縫匠肌)讓股骨保持微屈的姿勢。啟動臀大肌來反制髖屈動作。髖屈動作和髖伸動作兩相結合,可以穩定姿勢。

2. 啟動股四頭肌,膝關節保持微曲。

3. 啟動內收肌群,以併攏雙膝。

4. 收縮脛前肌,把足背拉向脛骨。

5. 啟動腓腸肌和比目魚肌,2塊肌肉離心收縮,把腳掌扎向地板。

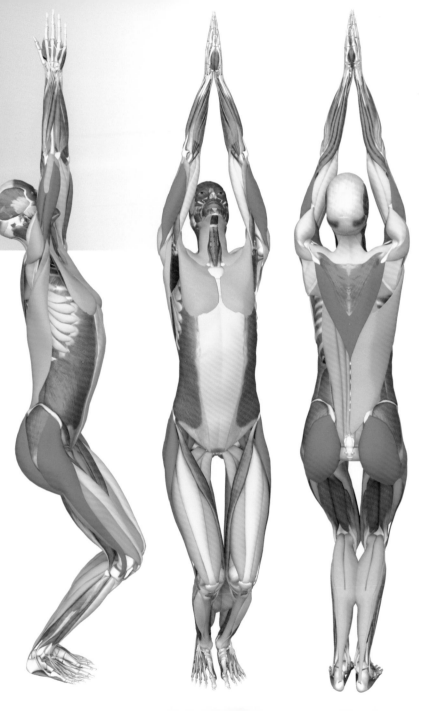

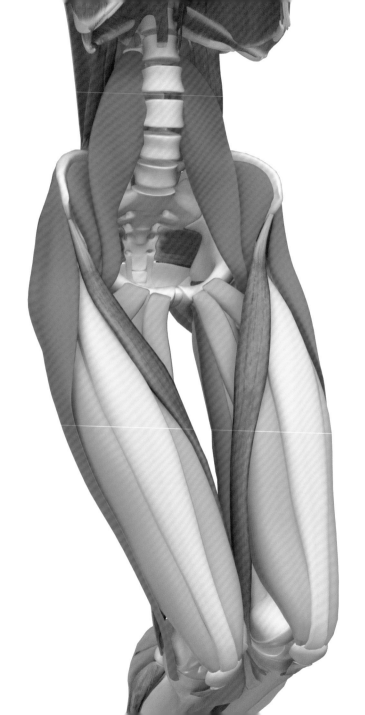

軀幹

1. 啟動腰方肌，凹下背。而豎脊肌是協同肌，協助腰方肌凹下背。

2. 同時也要收縮腰肌群，平衡下背肌肉的力量，保護腰椎。

3. 腹直肌保持啟動，將肋骨栓在骨盆上，防止肋骨前凸。

肩關節和手臂

1. 中斜方肌和菱形肌一起作用，合力把肩胛骨往背部中線拉，打開胸部。

2. 啟動下斜方肌，把肩膀拉離頸部，讓頸椎得以伸張。

3. 收縮棘下肌，把肩關節（上臂骨）向外轉。

4. 啟動前三角肌，將手臂高舉過頭。

5. 以肱三頭肌打直肘關節。

開髖

Hip Openers

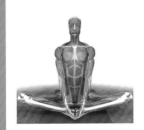

束角式

Baddha Konasana
Bound Angle Pose

Page 100

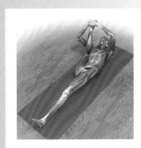

仰臥手抓腳趾伸展式（屈膝版）

Supta Padangusthasana
(Bent Knee Version)

Page 102

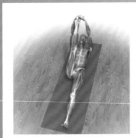

仰臥手抓腳趾伸展一式

Supta Padangusthasana A
Sleeping Big Toe Pose A

Page 104

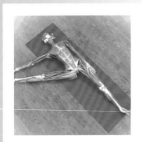

仰臥手抓腳趾伸展二式

Supta Padangusthasana B
Sleeping Big Toe Pose B

Page 106

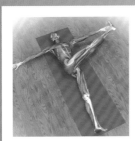

仰臥手抓腳趾伸展式（扭轉變化式）

Supta Padangusthasana
(Revolving Variation)

Page 108

束角式 *Baddha Konasana* —————— 100

仰臥手抓腳趾伸展式（屈膝版）
Supta Padangusthasana Bent Knee Version
————————————————— 102

仰臥手抓腳趾伸展一式
Supta Padangusthasana A —————— 104

仰臥手抓腳趾伸展二式
Supta Padangusthasana B —————— 106

仰臥手抓腳趾伸展式（扭轉變化式）
Supta Padangusthasana
(Revolving Variation)——————— 108

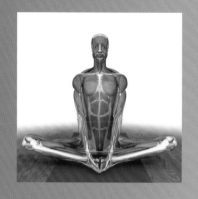

束角式 | *Baddha Konasana*
Bound Angle Pose

練束角式時，雙手抓住（綁束）雙腳，藉此連接上、下附肢骨。髖關節屈曲、外轉，膝關節彎曲，雙膝分開、遠離彼此。這個動作可以伸展大腿內側內收肌群。上臂、肩膀、背部形成一條連接手、腳的鏈子。利用這些構造，把綁束這個動作收更緊，加深體式。

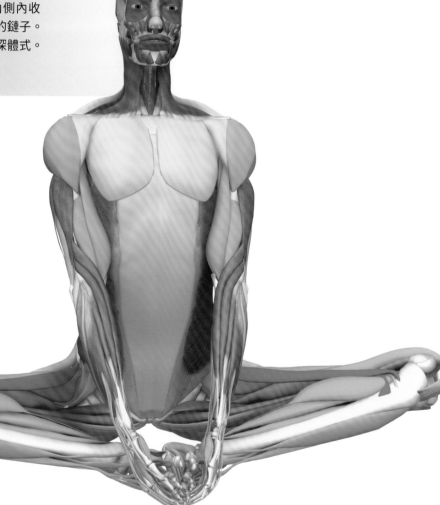

協同和啟動

1. 啟動肱二頭肌和肱肌（上臂前側和內側的肌肉），屈肘，將雙腳向上拉，打開骨盆區域。

2. 下斜方肌和中斜方肌橫跨背部，菱形肌連接肩胛骨和脊椎，這3塊肌肉一起作用，把肩膀向後、向下拉，打開胸部。

3. 豎脊肌沿著脊椎分布，腰方肌連接骨盆、肋骨和脊椎。它們一起作用，將背部挺直。這股力量傳到髖關節和手臂，然後連上2個腳掌。

4. 收縮縫匠肌、闊筋膜張肌、臀中肌和臀大肌，把股骨（髖關節）向外轉，並將大腿內側的內收肌群拉長。

5. 收縮大腿後側肌肉群，屈膝，拉長大腿前側的股四頭肌。髖關節深層外旋肌把大腿向外轉。

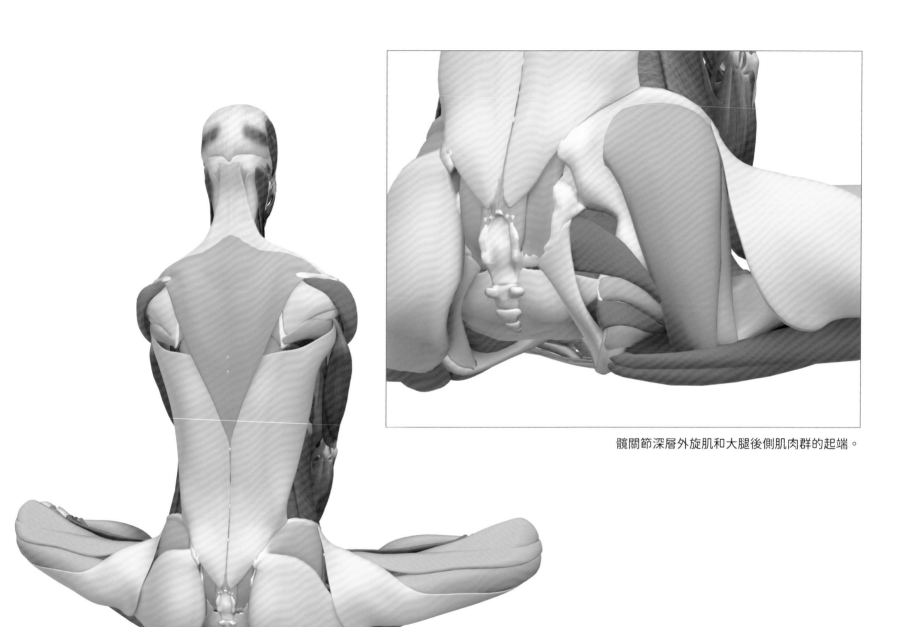

髖關節深層外旋肌和大腿後側肌肉群的起端。

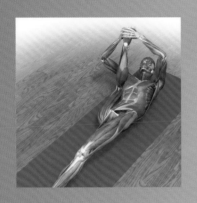

仰臥手抓腳趾伸展式（屈膝版）

Supta Padangusthasana
Bent Knee Version Pose

這個版本的仰臥手抓腳趾伸展式，伸展腿的膝蓋是彎的。這個動作聚焦在伸展臀大肌和大腿後側肌群與骨骼相連的區域。大部分伸展動作是藉由手腳連結而達成，也就是利用上臂、肩關節和背部的力量把腳往拉。

協同和啟動

伸展腿

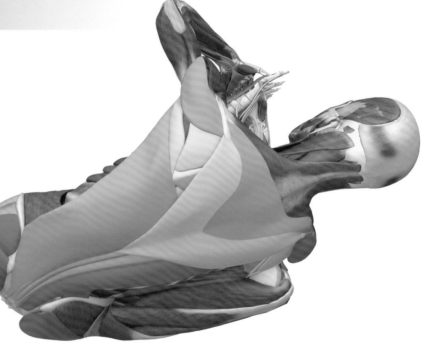

1. 腰肌群位於大腿頂部，恥骨肌連接大腿骨和恥骨，腰肌群和恥骨肌此時雖然啟動，可是在髖關節完全彎曲情況下，腰肌群和恥骨肌使不出什麼力量。相反，腰肌群和恥骨肌的作用是使髖關節正位，在臀大肌和大腿後側肌群伸展初始階段予以協助。

2. 啟動肱二頭肌、胸大肌和肩關節背面的後三角肌，把腳拉向胸部。

3. 啟動脊椎兩側的豎脊肌，將背部拱起，加強伸展。

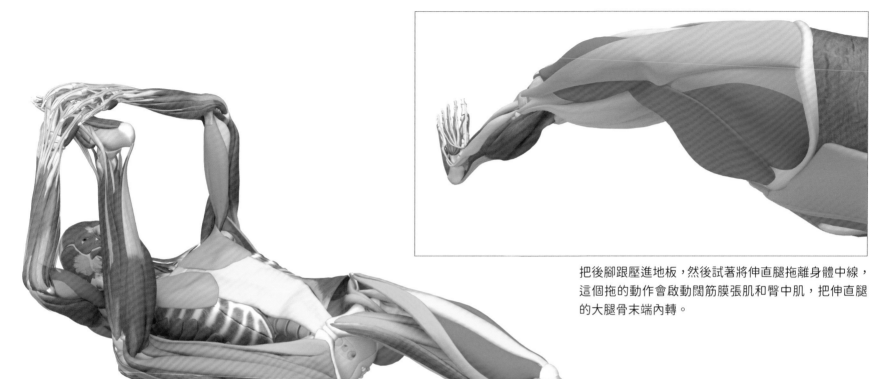

把後腳跟壓進地板，然後試著將伸直腿拖離身體中線，這個拖的動作會啟動闊筋膜張肌和臀中肌，把伸直腿的大腿骨末端內轉。

伸直腿

1. 啟動臀部的臀大肌，把髖關節伸展開來。

2. 髖部側面的闊筋膜張肌和臀部的臀中肌會把髖關節向內轉。

3. 以大腿前側的股四頭肌伸直膝關節。

4. 啟動脛骨的脛前肌，帶動足背屈，腳踝往上勾。

5. 啟動小腿肚外側的腓骨肌，使腳掌稍稍外翻

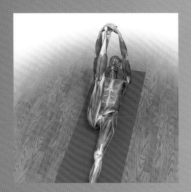

仰臥手抓腳趾伸展一式 | *Supta Padangusthasana A*
Sleeping Big Toe Pose A

仰臥手抓腳趾伸展一式是個躺姿開髖體式，與站姿加強側伸展式有關。這個體式可以強烈伸展大腿後側肌群和臀部的臀大肌。還會以一種不太常見的啟動形式收縮伸張肌群和內旋肌群，使留在地板的那隻腳伸直、向內轉。

協同和啟動

伸展腿

1. 腰肌群位在大腿前側頂部，恥骨肌的起止端附著在恥骨和大腿骨，啟動腰肌群和恥骨肌來屈曲髖關節，並伸展臀大肌和大腿後側肌群。

2. 股四頭肌收縮，將膝關節打直，並伸展膝關節背面的大腿後側肌群。

伸直腿

1. 啟動臀大肌把髖關節伸直，臀中肌也會參與其中，因爲臀中肌部分肌纖維藏在臀部底下。

2. 髖部外側的闊筋膜張肌和臀部的臀中肌會把髖骨向內轉。

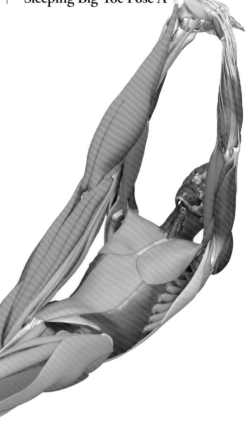

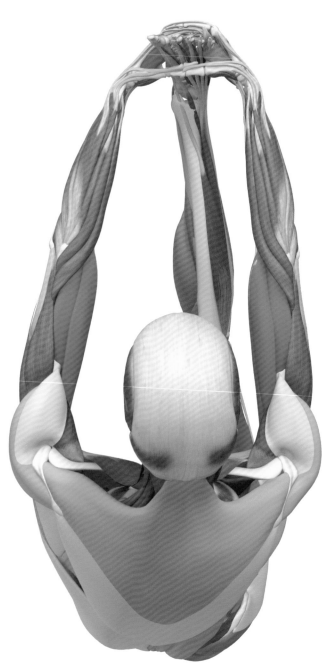

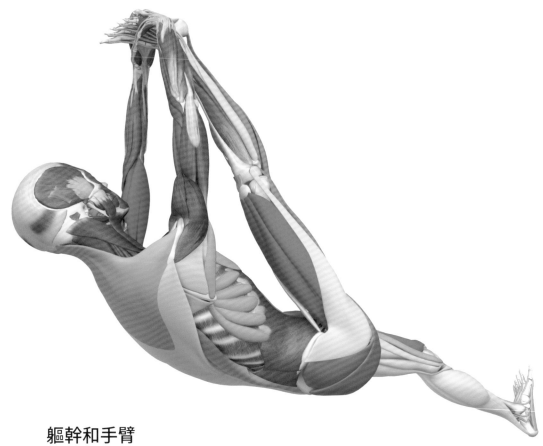

軀幹和手臂

1. 腹直肌從胸部延伸到恥骨，啟動腹直肌，彎曲軀幹。

2. 啟動胸部的胸大肌，將兩隻手臂拉向中線（內收），並將腿拉向胸口。

3. 位在肩胛骨表層的棘下肌和小圓肌收縮，將肩膀向外轉。

4. 啟動橫跨整個背部的下斜方肌，將肩膀拉離耳朵。

5. 收縮肱二頭肌，彎曲肘部，把腿拉向胸口。

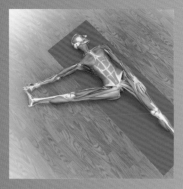

仰臥手抓腳趾伸展二式 | *Supta Padangusthasana B*
Sleeping Big Toe Pose B

這個版本的仰臥手抓腳趾伸展
式，手勾住的那隻腿外展到側
面，強勁伸展大腿後側肌群。
這個動作很像站姿三角式。

協同和啟動

伸展腿

1. 腰肌群和恥骨肌屈曲髖關節。

2. 啟動斜跨大腿的縫匠肌，來帶動髖屈動作，並將大腿骨移離中線、向外轉。

3. 啟動股四頭肌，伸直膝關節。

4. 啟動小腿肚外側的腓骨肌，足部稍微向外轉。

5. 收縮脛骨外側的脛前肌，把足尖向上拉。

6. 肱二頭肌、覆蓋肩膀的三角肌，以及橫跨背部的上斜方肌也都參與其中，
   合力把腳抬高並強化伸展。

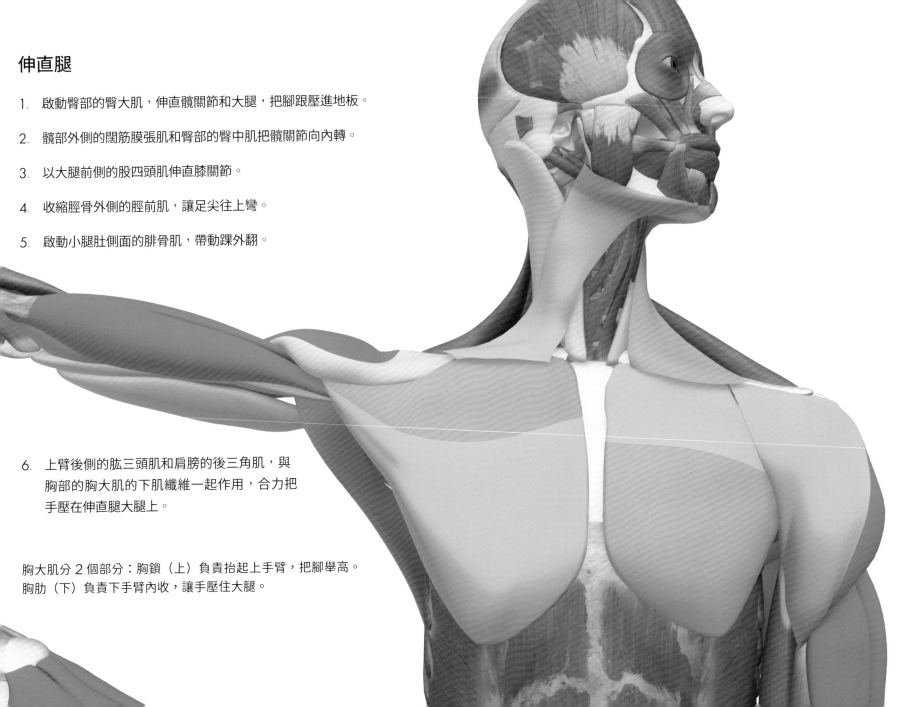

伸直腿

1. 啟動臀部的臀大肌，伸直髖關節和大腿，把腳跟壓進地板。

2. 髖部外側的闊筋膜張肌和臀部的臀中肌把髖關節向內轉。

3. 以大腿前側的股四頭肌伸直膝關節。

4. 收縮脛骨外側的脛前肌，讓足尖往上彎。

5. 啟動小腿肚側面的腓骨肌，帶動踝外翻。

6. 上臂後側的肱三頭肌和肩膀的後三角肌，與
   胸部的胸大肌的下肌纖維一起作用，合力把
   手壓在伸直腿大腿上。

胸大肌分 2 個部分：胸鎖（上）負責抬起上手臂，把腳舉高。
胸肋（下）負責下手臂內收，讓手壓住大腿。

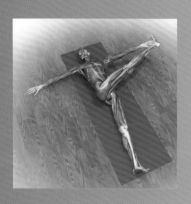

仰臥手抓腳趾伸展式（扭轉變化式）

Supta Padangusthasana

Lying Down Big Toe Pose(Revolving Variation)

這是仰臥手抓腳趾伸展式的變化體式，跟反轉三角式大有關係。
兩個體式影響到的肌肉很多都一樣，同樣結合扭轉和開髖動作。

協同和啟動

1. 腰肌群（位於大腿前側高處）、連接大腿骨和恥骨的恥骨肌，以及大腿前側的股直肌一起作用，屈曲上方腿那一側的髖關節。

2. 啟動上方腿大腿內側的內收長、短肌，將大腿拉向中線。

3. 髖部外側的闊筋膜張肌和臀部臀中肌的前肌纖維一起作用，合力將大腿骨向內轉。

4. 收縮股四頭肌伸直膝關節。

5. 啟動下方腿臀部的臀大肌，伸直髖關節。

6. 大腿內側的內收大肌也會協助臀大肌把下方腿的髖關節伸直，並將大腿骨拉向身體。

7. 臀部的臀中肌和髖部外側的闊筋膜張肌一起作用，把下方腿的大腿骨向內轉，抵消掉臀大肌外旋大腿骨的力道。

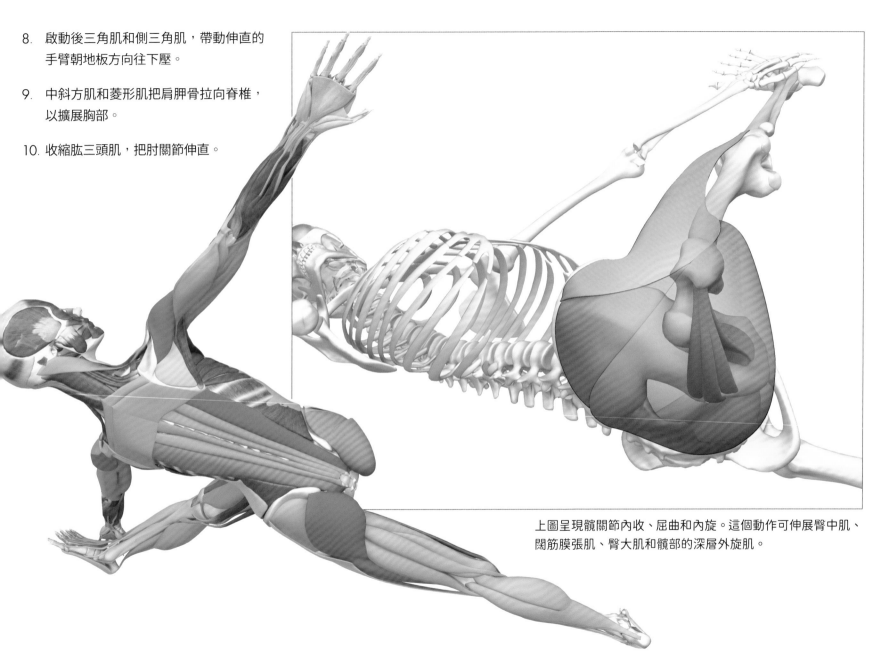

8. 啟動後三角肌和側三角肌，帶動伸直的手臂朝地板方向往下壓。

9. 中斜方肌和菱形肌把肩胛骨拉向脊椎，以擴展胸部。

10. 收縮肱三頭肌，把肘關節伸直。

上圖呈現髖關節內收、屈曲和內旋。這個動作可伸展臀中肌、闊筋膜張肌、臀大肌和髖部的深層外旋肌。

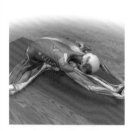

頭碰膝前屈
伸展坐式

Janu Sirsasana
Head-to-Knee Pose

Page 112

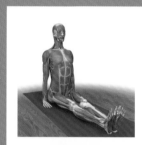

杖式

Dandasana
Staff Pose

Page 114

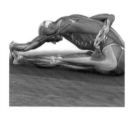

半蓮花加強背部伸展式

Ardha Baddha Padma Paschimottanasana
Half-Bound Lotus Forward Bend

Page 118

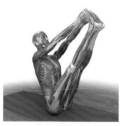

併腿手抓
腳趾式

Ubhaya Padangustasana
Both Feet Big Toe Pose

Page 124

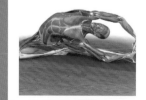

扭轉頭碰膝
前屈伸展坐式

Parivrtta Janu Sirsasana
Revolving Head to Knee
Pose

Page 126

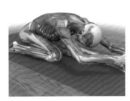

半英雄面碰膝加強背部伸展式

Trianga Mukhaikapada Paschimottanasana
Three Limbs Face One Foot Pose

Page 116

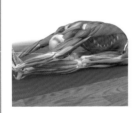

加強背部
伸展式

Paschimottanasana
Intense Stretch to the West

Page 120

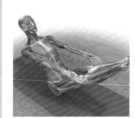

船式

Navasana
Boat Pose

Page 122

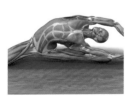

門閂式

Parighasana
Cross Bar of the Gate Pose

Page 128

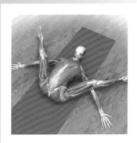

龜式

Kurmasana
Turtle Pose

Page 130

前彎
Forward Bends

頭碰膝前屈伸展坐式 *Janu Sirsasana* —— 112

杖式 *Dandasana* —— 114

半英雄面碰膝加強背部伸展式 *Trianga Mukhaikapada Paschimottanasana* —— 116

半蓮花加強背部伸展式
Ardha Baddha Padma Paschimottanasana – 118

加強背部伸展式 *Paschimottanasana* —— 120

船式 *Navasana* —— 122

併腿手抓腳趾式 *Ubhaya Padangustasana* – 124

扭轉頭碰膝前屈伸展坐式
Parivrtta Janu Sirsasana —— 126

門閂式 *Parighasana* —— 128

龜式 *Kurmasana* —— 130

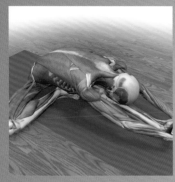

頭碰膝前屈伸展坐式

Janu Sirsasana
Head-to-Knee Pose

頭碰膝前屈伸展坐式是不對稱前彎體式,動作類似運動員熱身時做的跨欄式伸展,這個體式會把伸直腿的大腿後側肌群強勁伸展開來。和別的有上下肢連結動作的體式一樣,這體式也能伸展下背部和肩膀。把注意力放在彎曲腿可以完善這個體式。

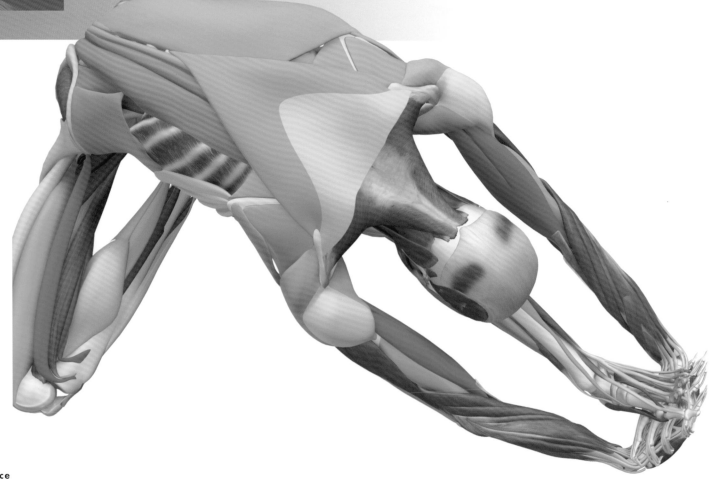

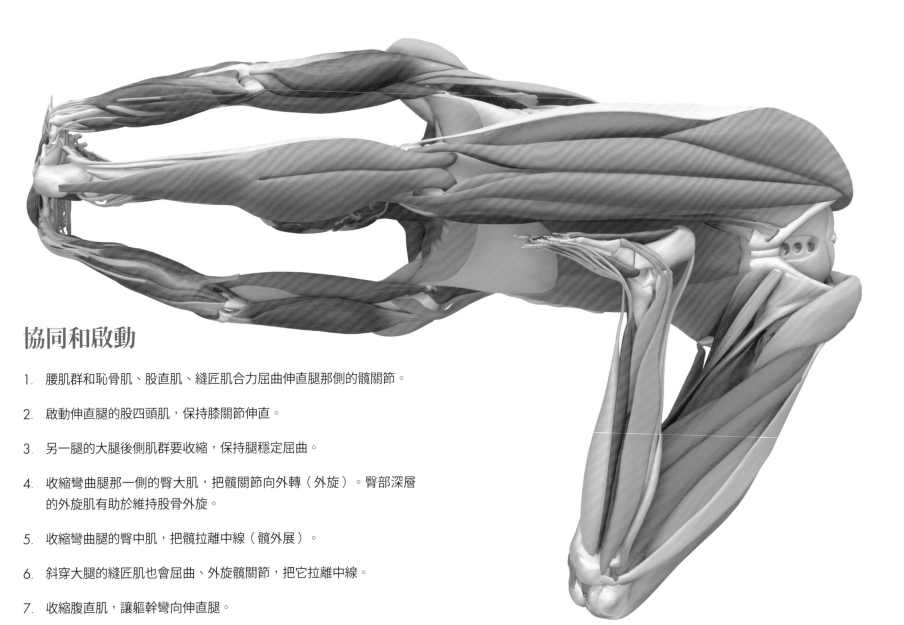

協同和啟動

1. 腰肌群和恥骨肌、股直肌、縫匠肌合力屈曲伸直腿那側的髖關節。

2. 啟動伸直腿的股四頭肌，保持膝關節伸直。

3. 另一腿的大腿後側肌群要收縮，保持腿穩定屈曲。

4. 收縮彎曲腿那一側的臀大肌，把髖關節向外轉（外旋）。臀部深層
   的外旋肌有助於維持股骨外旋。

5. 收縮彎曲腿的臀中肌，把髖拉離中線（髖外展）。

6. 斜穿大腿的縫匠肌也會屈曲、外旋髖關節，把它拉離中線。

7. 收縮腹直肌，讓軀幹彎向伸直腿。

8. 上臂骨的肱二頭肌同時收縮、屈肘，把軀幹帶入伸展動作。

杖式

Dandasana

Staff Pose

杖式這體式就像家，我們在地板做各種仰臥、俯臥的動作，每做完一個體式，都要回到杖式，然後再接續下一個體式，跟站立體式以山式重新校準的道理一樣。不妨把杖式當作氣壓計，來衡量我們各自練習期間發生的轉變。和四肢支撐式一樣，可以單獨練習，強化那些伸直、穩定背部和膝關節的肌肉，以及控制髖關節屈曲動作的肌肉。

協同和啟動

1. 脊椎兩側的豎脊肌、下背部的腰方肌，以及大腿頂部的腰肌群一起作用，合力挺直、穩定下背部。

2. 啟動肱三頭肌，把肘關節伸直，雙手推地，進一步上提背部。

3. 斜方肌與菱形肌一起作用，把肩胛骨往脊椎、往下拉，讓前胸擴展開來。

4. 腰肌群、恥骨肌、股直肌合力屈曲髖關節。

5. 大腿內側的內收肌群把雙腿大腿骨往中線拉（內收）。

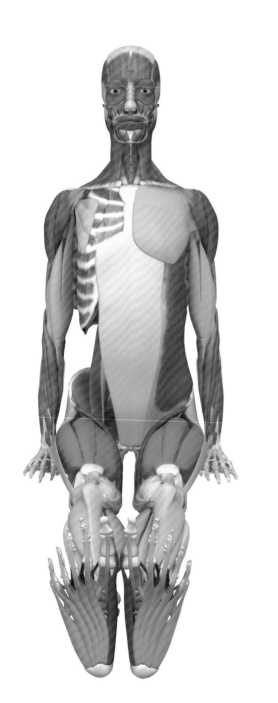

6. 收縮股四頭肌,伸直膝關節。股直肌是股四頭肌當中的一塊,啟動股直肌也有助於屈髖。

7. 收縮脛骨側面的脛前肌,讓腳踝成直角90度。

8. 最後,啟動小腿外側的腓骨長、短肌,讓腳踝關節稍稍外翻,打開腳底,杖式就完成了。

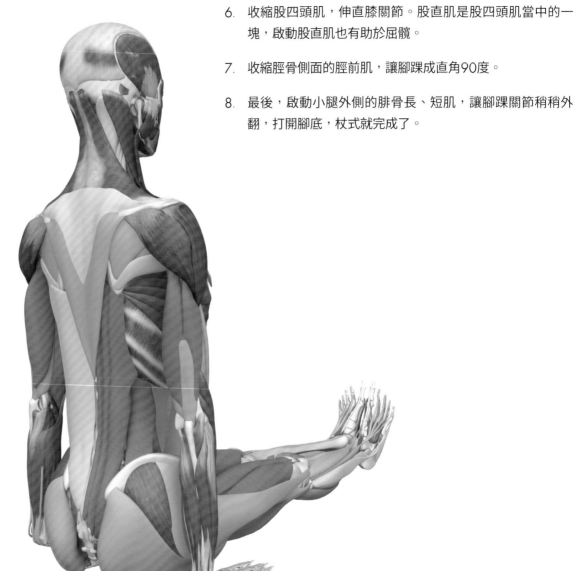

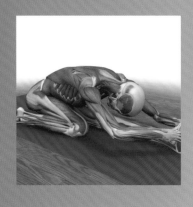

半英雄面碰膝
加強背部伸展式

Trianga Mukhaikapada Paschimottanasana
Three Limbs Face One Foot Pose

這是個不對稱的前彎體式，一條腿是彎曲的。它和對稱體式一樣，都是為了讓我們看到需要改進的地方，以便朝對稱邁進。做這個體式，身體很容易倒向伸直腿那一側。啟動腰肌群和彎曲腿的大腿後側肌肉群，可以把身體拉回到彎曲腿。因此，我們可以利用不對稱體式來喚醒腰肌群和大腿後側肌肉群。

協同和啟動

彎曲腿

1. 啟動大腿後側的大腿後側肌群屈曲膝關節，並將身體拉向彎曲腿。小腿的腓腸肌會協助大腿後側肌群屈膝。

2. 收縮腰肌群屈曲髖關節，並將身體拉向彎曲腿，以對抗身體倒向伸直腿的傾向。

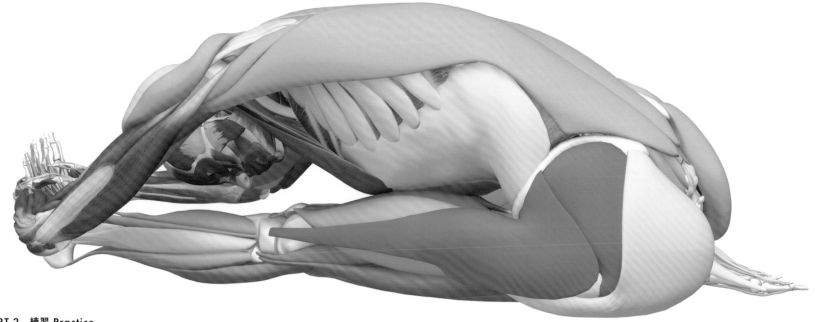

伸直腿

1. 收縮腰肌群，以屈曲髖關節。

2. 啟動臀中肌和闊筋膜張肌，使髖關節向內轉，讓身體倒向屈膝腿。

3. 啟動股四頭肌以伸直膝關節。

4. 大腿內側的內收肌群會將大腿拉向彎曲腿。

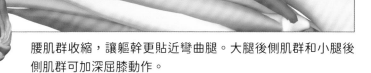

腰肌群收縮，讓軀幹更貼近彎曲腿。大腿後側肌群和小腿後側肌群可加深屈膝動作。

軀幹

1. 啟動腹肌以彎曲軀幹。

2. 主動屈曲軀幹，會對背伸肌產生交互抑制作用，使其拉長。

肩關節和手臂

1. 收縮肱二頭肌屈肘，將軀幹拉向伸直的腿。

2. 三角肌收縮，抬高肩關節（肱骨）。

3. 橫跨背部的中斜方肌和菱形肌一起作用，把肩胛骨往脊椎方向拉。

4. 收縮下斜方肌，把肩膀拉離頸部。

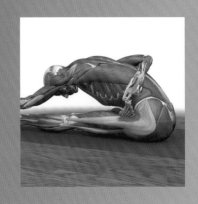

半蓮花加強背部
伸展式 | *Ardha Baddha Padma Paschimottanasana*
Half-Bound Lotus Forward Bend

這個體式將肩關節與對側的髖關節相連。軀幹彎向伸直腿，
伸展大腿後側、髖部和背部的肌肉。由於只盤一條腿，一般
認為這屬於不對稱體式，有助於找出身體兩側的差異。

協同和啟動

1. 胸肌（附在胸骨和鎖骨的扇形肌肉）和肩胛下肌（從肩胛骨
   延伸出來的三角形肌肉）在上臂骨匯合，將彎曲腿那側的
   肩關節向背部轉並內旋。這動作會伸展到其他2塊肌肉，也
   就是與肩胛骨、上臂骨相連的棘下肌和小圓肌。

2. 後三角肌、大圓肌位於肩膀背面，背闊肌位在肋骨下
   方。這3塊肌肉都附著在上臂骨。後三角肌、大圓肌、
   背闊肌一起作用，合力伸張肩關節，讓手臂往後伸，
   抓住半蓮花那隻腳。與此同時，要啟動後伸繞過背
   部那隻手臂的三角肌，以對被抓住的那隻腳產生一
   股拉力，加深體式，並伸展股四頭肌。

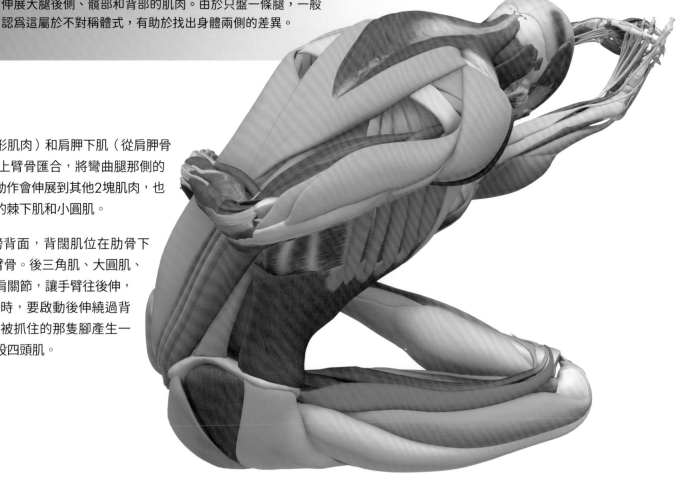

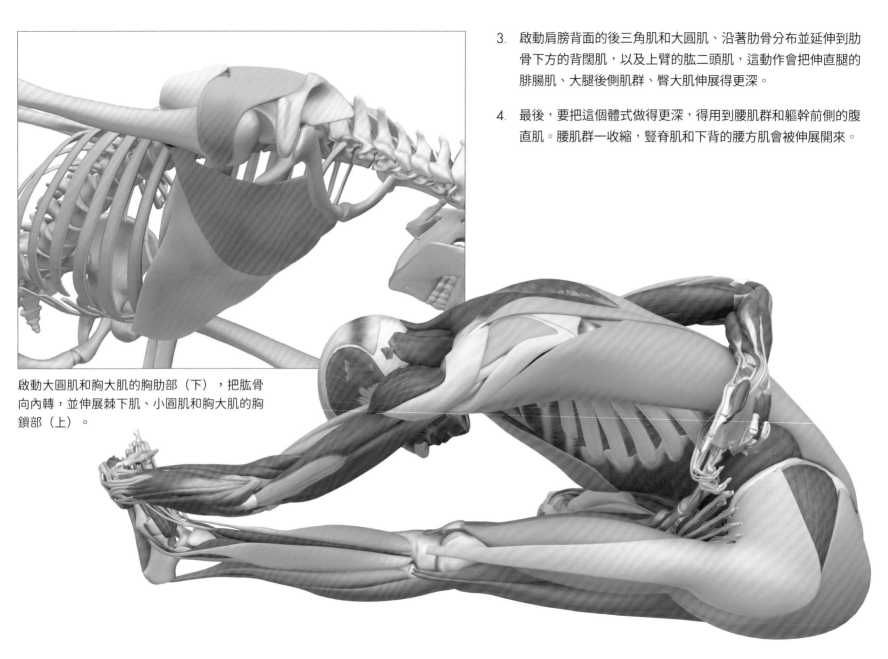

3. 啟動肩膀背面的後三角肌和大圓肌、沿著肋骨分布並延伸到肋骨下方的背闊肌，以及上臂的肱二頭肌，這動作會把伸直腿的腓腸肌、大腿後側肌群、臀大肌伸展得更深。

4. 最後，要把這個體式做得更深，得用到腰肌群和軀幹前側的腹直肌。腰肌群一收縮，豎脊肌和下背的腰方肌會被伸展開來。

啟動大圓肌和胸大肌的胸肋部（下），把肱骨向內轉，並伸展棘下肌、小圓肌和胸大肌的胸鎖部（上）。

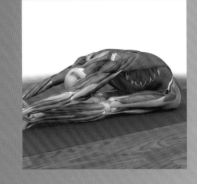

加強背部伸展式 | *Paschimottanasana*
Intense Stretch to the West

這是個對稱前彎體式，可以強勁而均勻地伸展小腿後側肌群、大腿後側肌群、大塊臀肌，以及脊椎兩側的肌肉。上、下肢連結在一起，會把伸展的力量傳到脊椎和軀幹。換句話說，雙手抓住伸出去的腳，輕輕拉，協助軀幹前彎。

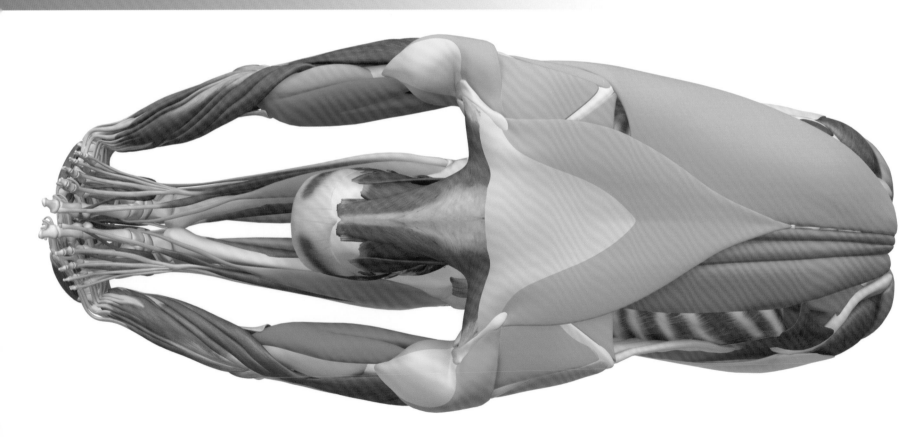

協同和啟動

1. 腰肌群、恥骨肌、股直肌、縫匠肌全是連結大腿骨和骨盆的肌肉，啟動這些肌肉來屈曲髖關節。

2. 收縮內收肌群，大腿併攏雙腿。

3. 收縮股四頭肌，以伸直膝關節，這動作連帶也會伸展大腿後側肌群。收縮股四頭肌會觸發交互抑制作用，使大腿後側肌群放鬆。

4. 收縮脛骨前側的脛前肌，腳踝往上勾（足背屈），小腿後側肌群也會伸展開來。

5. 啟動小腿外側的腓骨肌，將踝關節稍微向外轉，打開腳底板。

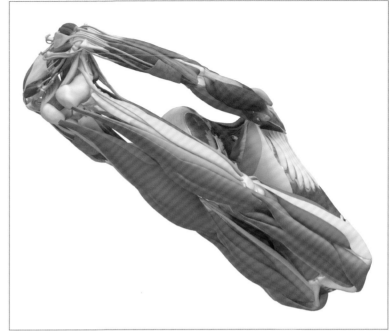

小腿後側肌群、大腿後側肌群、臀大肌徹底伸展開來。

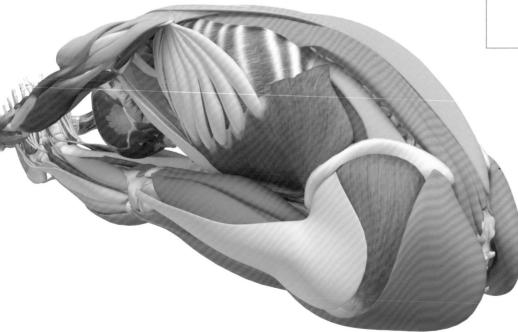

6. 啟動腹直肌（從胸部延伸到恥骨），讓軀幹彎向膝蓋，伸展背部肌肉。

7. 輕輕啟動肱二頭肌，肘關節微屈，將軀幹拉到大腿上方，強化伸展。

8. 棘下肌和小圓肌位在肩胛骨表層，利用棘下肌和小圓肌把肩關節輕輕向外轉，讓上半身平貼著大腿。

9. 菱形肌和中斜方肌將肩胛骨拉向脊椎，打開胸部。

10. 橫跨背部的下斜方肌把肩膀往下拉，使之遠離頸部。

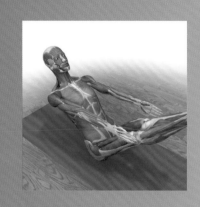

船式 | *Navasana*
Boat Pose

船式像艘漂浮在水面的小船。兩隻手是舷緣，雙腿和軀幹是船體。這個體式以「開放鏈」動作屈曲軀幹，強化臗部腰肌群、大腿前側的股四頭肌，以及腹部的力量。

協同和啟動

1. 腰肌群、恥骨肌、縫匠肌和股直肌一起作用，帶動髖屈動作，軀幹保持彎曲，雙腳離地約30度。

2. 啟動腹直肌（從胸部延伸至恥骨），讓軀幹彎曲。

3. 股四頭肌牢牢收緊，讓膝關節保持伸直的狀態。

4. 啟動大腿內側的內收肌群，雙膝併攏。

5. 啟動小腿肚的腓腸肌，讓踝關節微彎，腳掌和地面呈90度。用腓骨長、短肌帶動踝外翻，打開腳底板。

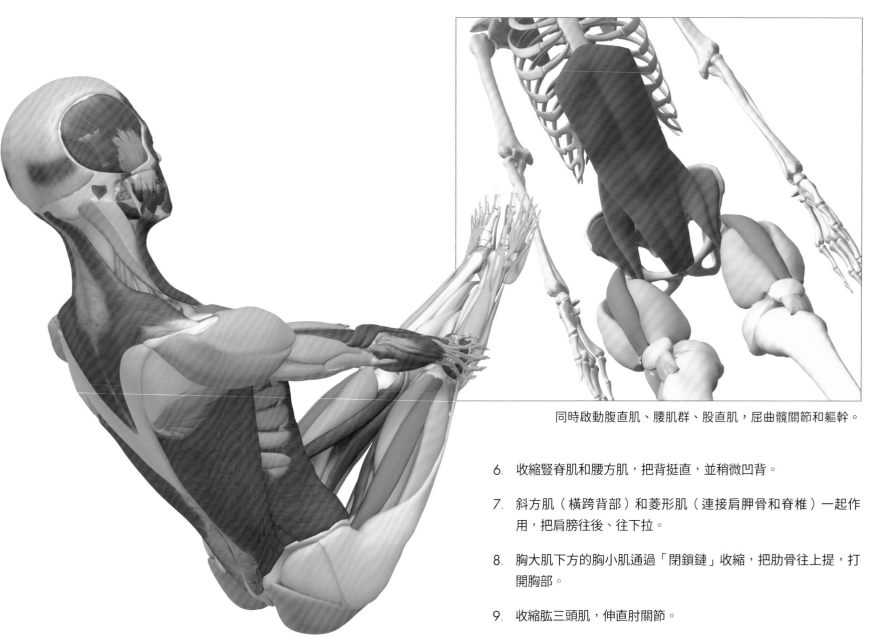

同時啟動腹直肌、腰肌群、股直肌，屈曲髖關節和軀幹。

6. 收縮豎脊肌和腰方肌，把背挺直，並稍微凹背。

7. 斜方肌（橫跨背部）和菱形肌（連接肩胛骨和脊椎）一起作用，把肩膀往後、往下拉。

8. 胸大肌下方的胸小肌通過「閉鎖鏈」收縮，把肋骨往上提，打開胸部。

9. 收縮肱三頭肌，伸直肘關節。

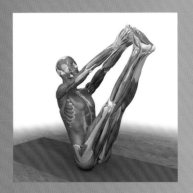

併腿手抓腳趾式 | *Ubhaya Padangustasana*
Both Feet Big Toe Pose

這個體式有時又稱為「雙腳彈起式」，結合前彎和平衡體式。
它連結上肢和下肢，並用手臂和肩膀加深體式。

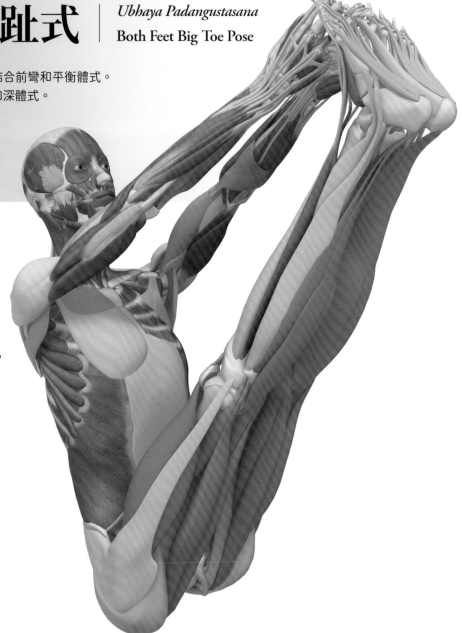

協同和啟動

肩關節和手臂

1. 以肱二頭肌帶動屈肘動作，將雙腿拉向身體。

2. 共同啟動菱形肌（連結脊椎和肩胛骨）和中斜方肌（橫跨背部），
   將肩胛骨拉向中線，擴展胸部。

3. 收縮背闊肌和肩膀的大圓肌，挺起胸膛。

4. 下斜方肌把肩膀朝背部下拉。

5. 收縮棘下肌和小圓肌，把肩關節向外轉。

軀幹

1. 腹肌收縮，屈曲軀幹。

2. 啟動豎脊肌和腰椎的腰方肌，使背部微拱。

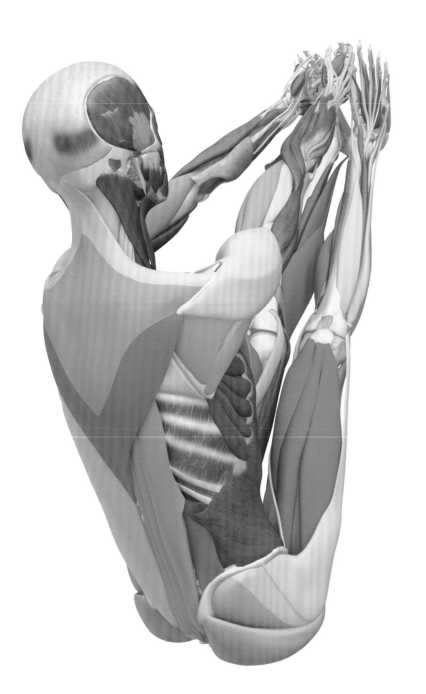

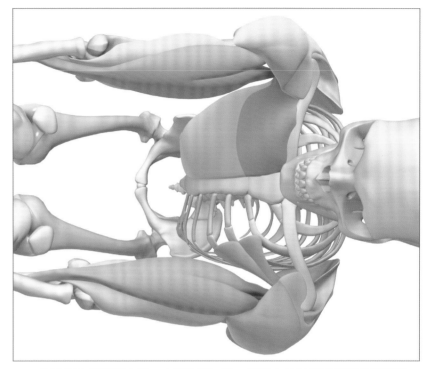

啟動胸小肌和胸大肌，上提胸部。肱二頭肌在此是髖屈肌群的協同肌。這是一個連接上下附肢骨來加深體式的好例子。

骨盆和腿部

1. 以腰肌群和恥骨肌（附在大腿骨和恥骨）來屈曲髖關節。

2. 以大腿前側的股四頭肌伸直雙腿。

3. 收縮腓腸肌和比目魚肌（小腿後側肌群），把踝關節往下彎（足蹠屈），「鎖住」雙手抓腳趾的動作。

4. 啟動小腿肚外側的腓骨肌，讓腳掌稍微往外轉。

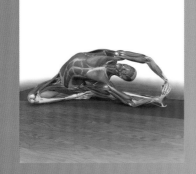

扭轉頭碰膝前屈伸展坐式 | *Parivrtta Janu Sirsasana*
Revolving Head to Knee Pose

這體式跟門閂式很類似，不同之處是彎曲腿擺放方式，跟頭碰膝前屈伸展坐式一樣。
循序漸進將彎曲腿的膝蓋拉離中線（外展），或拉到更後面，提高大腿內側內收肌群
伸展強度。

協同和啟動

1. 收縮伸直腿的股四頭肌，打直膝關節。

2. 腰肌群與恥骨肌、股直肌、縫匠肌一起作
   用，屈曲伸直腿的髖關節。

3. 啟動伸直腿髖部外側的闊筋膜
   張肌，讓伸直腿保持中立
   位置，膝蓋骨朝上。

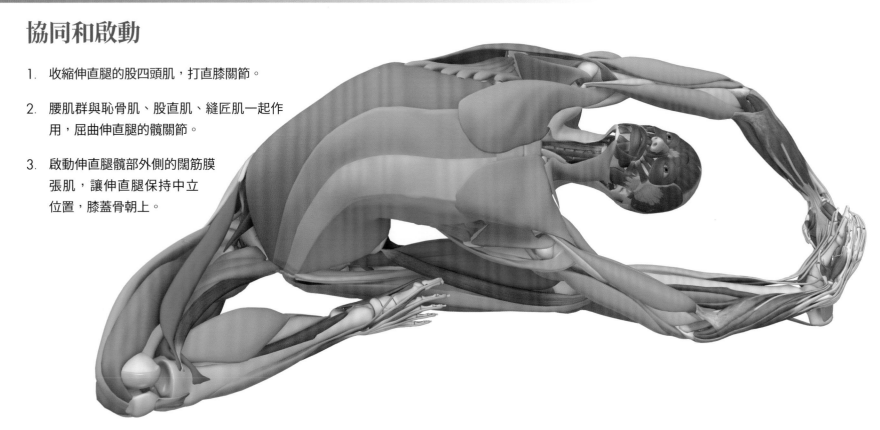

4. 在彎曲腿，縫匠肌將小腿拉近大腿，並把膝關節移離中線，外旋大腿骨。

5. 彎曲腿那側的髖關節也會被臀中肌和闊筋膜張肌拉離中線，大腿骨外展，大腿內側的肌肉伸展開來。

6. 啟動彎曲腿的臀大肌，伸張、外旋髖關節。

7. 收縮小腿肚外側的腓骨長、短肌，使伸直腿的踝關節稍微外轉動。在彎曲腿，把腳掌略微往上轉，形成踝內翻，可以輕柔地伸展相同的肌肉。

8. 啟動肩關節前側的前三角肌，將肱骨抬離軀幹，打開胸部。

9. 啟動肱二頭肌屈肘，把軀幹拉向伸直腿。

10. 以棘下肌和小圓肌外旋肱骨，調整姿勢。

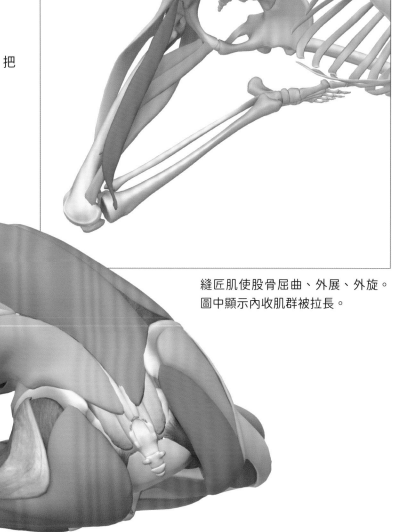

縫匠肌使股骨屈曲、外展、外旋。
圖中顯示內收肌群被拉長。

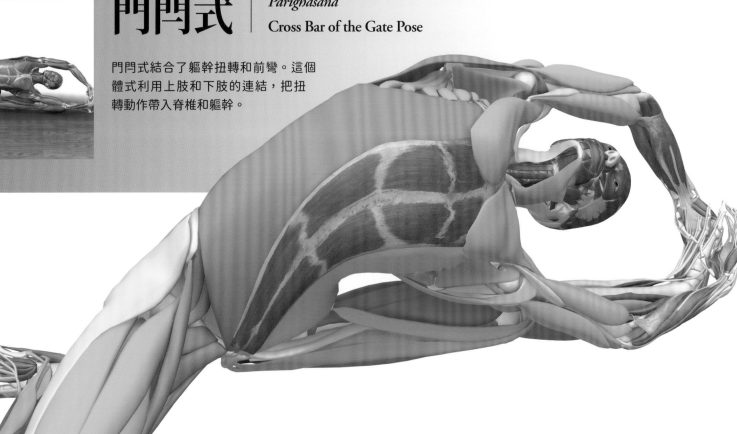

門閂式 | *Parighasana*
Cross Bar of the Gate Pose

門閂式結合了軀幹扭轉和前彎。這個體式利用上肢和下肢的連結,把扭轉動作帶入脊椎和軀幹。

協同和啟動

1. 收縮伸直腿的股四頭肌,打直膝關節。

2. 腰肌群、恥骨肌、股直肌、縫匠肌一起作用,帶動伸直腿髖屈動作。

3. 啟動伸直腿髖外側的闊筋膜張肌,有助於打直膝關節,讓腿保持中立位置。

4. 與此同時,啟動彎曲腿的闊筋膜張肌和臀中肌前肌纖維,將髖關節內轉。

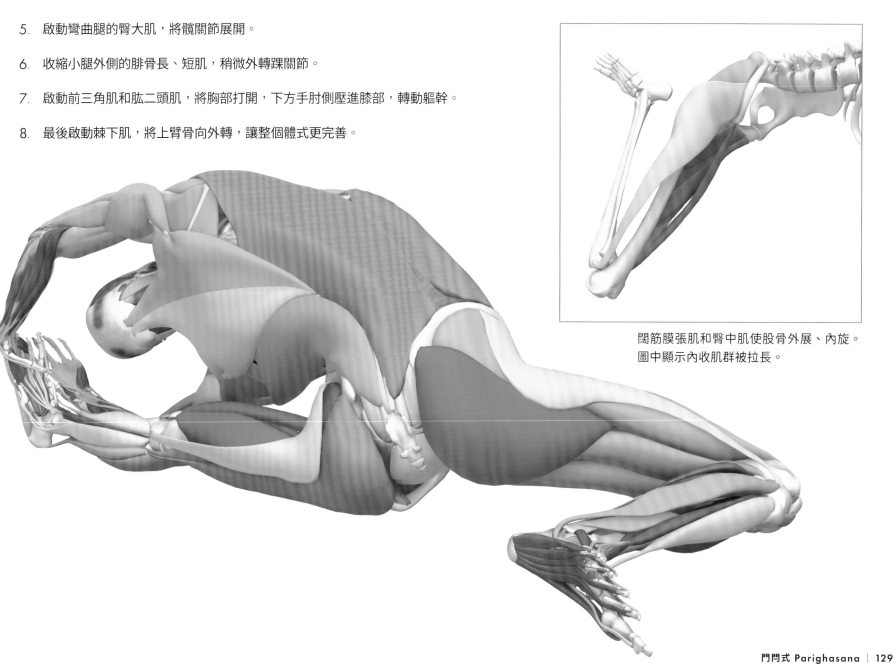

5. 啟動彎曲腿的臀大肌，將髖關節展開。

6. 收縮小腿外側的腓骨長、短肌，稍微外轉踝關節。

7. 啟動前三角肌和肱二頭肌，將胸部打開，下方手肘側壓進膝部，轉動軀幹。

8. 最後啟動棘下肌，將上臂骨向外轉，讓整個體式更完善。

闊筋膜張肌和臀中肌使股骨外展、內旋。
圖中顯示內收肌群被拉長。

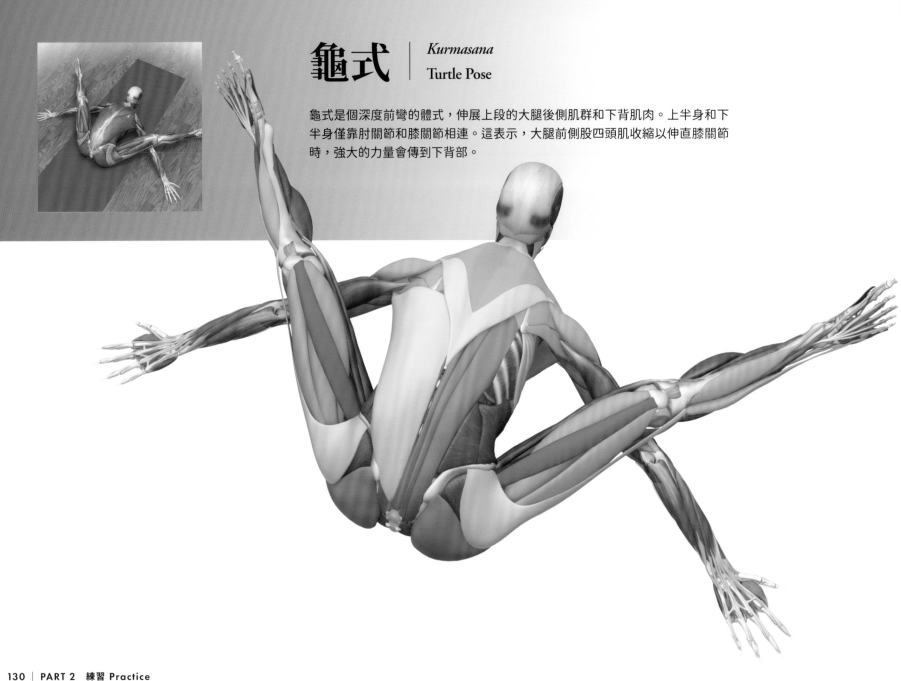

龜式 | *Kurmasana*
Turtle Pose

龜式是個深度前彎的體式，伸展上段的大腿後側肌群和下背肌肉。上半身和下半身僅靠肘關節和膝關節相連。這表示，大腿前側股四頭肌收縮以伸直膝關節時，強大的力量會傳到下背部。

協同和啟動

1. 啟動股四頭肌以伸直膝關節,並將手肘往下壓。這動作會直接伸展臀部下方的大腿後側肌群,間接伸展下背的豎脊肌和腰方肌。

2. 肩關節前側的肱二頭肌和前三角肌,以及胸部的胸大肌,在體式初始階段是收縮的,之後隨著背部肌肉伸展和動作深入而逐漸放鬆。

3. 啟動肩膀背面的後三角肌,伸展肩關節,同時再啟動肱三頭肌把肘關節伸直,加深姿勢。

4. 收縮大腿前側高處的腰肌群,以屈曲髖關節。

5. 啟動脛骨外側的脛前肌,腳踝彎曲(背屈),足尖勾向脛骨;收縮腓骨肌,帶動踝外翻,打開腳底。

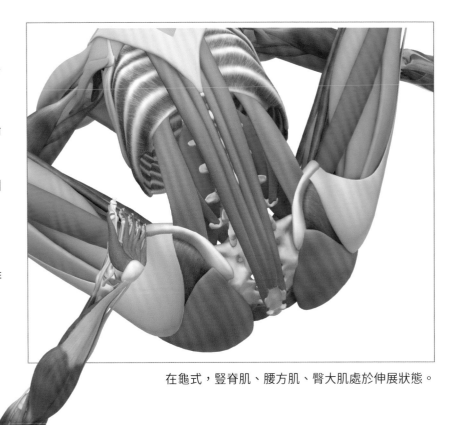

在龜式,豎脊肌、腰方肌、臀大肌處於伸展狀態。

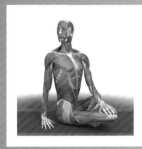

坐姿扭轉

Seated Twist

Page 134

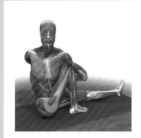

聖哲馬里奇三式

Marichyasana III
Great Sage Pose

Page 136

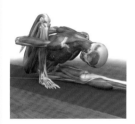

聖哲馬里奇一式

Marichyasana I
Great Sage Pose

Page 138

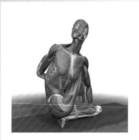

半魚王式

Ardha Matsyendrasana
Lord of the Fishes Pose

Page 140

扭轉

Twists

坐姿扭轉 *Seated Twist* —————— 134

聖哲馬里奇三式 *Marichyasana III* —————— 136

聖哲馬里奇一式 *Marichyasana I* —————— 138

半魚王式 *Ardha Matsyendrasana* —————— 140

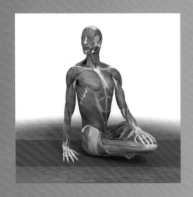

坐姿扭轉 | *Seated Twist*

坐姿扭轉可以拿來當作準備動作，也可以輕柔地釋放做後彎或前彎累積的緊繃感。

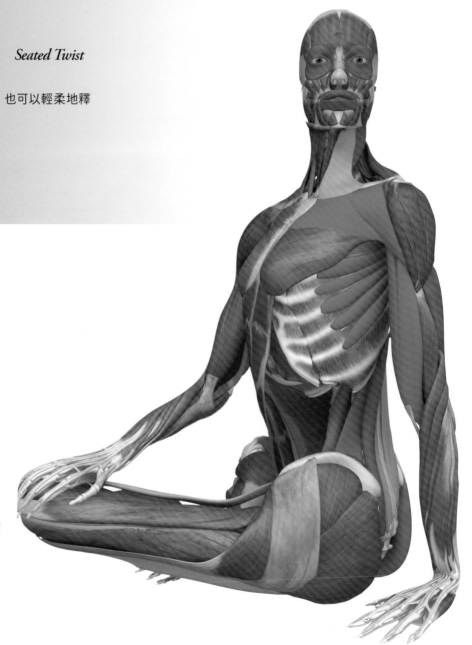

協同和啟動

1. 啟動豎脊肌和腰方肌，上提軀幹，略微凹背。

2. 背闊肌、後三角肌、肱三頭肌一起作用，協助腹肌轉動軀幹。

3. 身體如果要轉到某一側，就啟動同側的肱二頭肌、胸部的上胸肌、肩部前側的前三角肌，轉動軀幹。

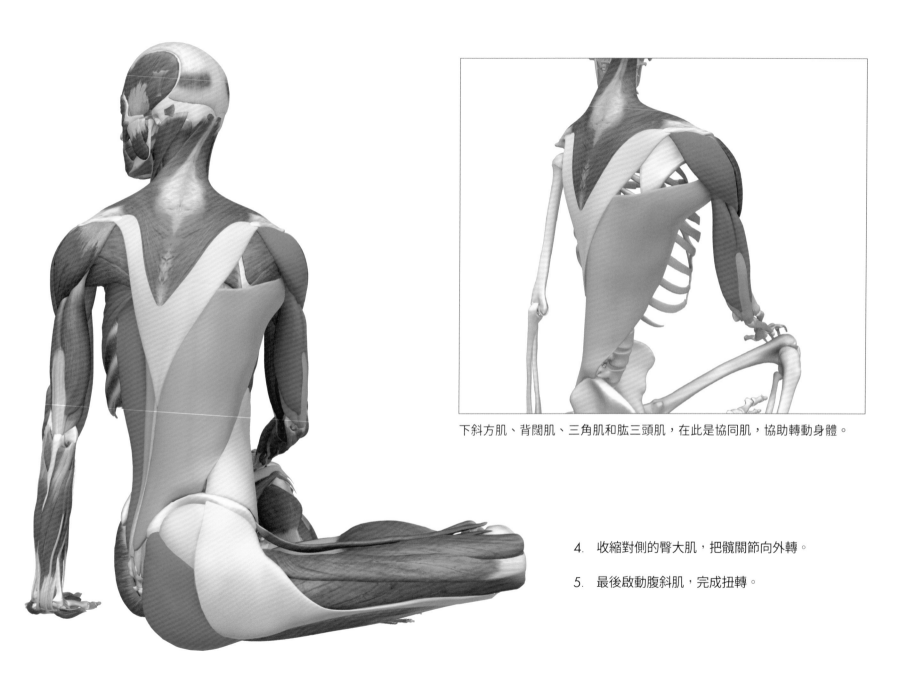

下斜方肌、背闊肌、三角肌和肱三頭肌，在此是協同肌，協助轉動身體。

4. 收縮對側的臀大肌，把髖關節向外轉。

5. 最後啟動腹斜肌，完成扭轉。

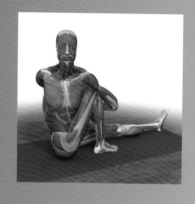

聖哲馬里奇三式 | *Marichyasana III*
Great Sage Pose

在聖哲馬里奇三式，上半身向外轉，下半身向內轉。因此，爲了調整和加深體式，要善加利用旋轉肌群。以彎曲腿爲例，把大腿骨向外轉的深層肌肉可以讓整個扭轉動作更到位，包括髖外旋肌和臀大肌。

協同和啟動

1. 後三角肌會把肩關節（肱骨或上臂骨）向後伸張，伸展前三角肌。

2. 啟動肱三頭肌伸張肘關節，帶動前臂遠離身體。

3. 背部的下斜方肌會把肩膀拉離頸部。

4. 同時啟動中斜方肌，以及連接肩胛骨與脊椎的菱形肌，把肩膀往身體中線拉，打開胸部。

5. 用胸小肌抬升下肋骨。

6. 啟動腹斜肌，加深軀幹扭轉。

7. 啟動彎曲腿的腰肌群和恥骨肌，屈曲髖關節。

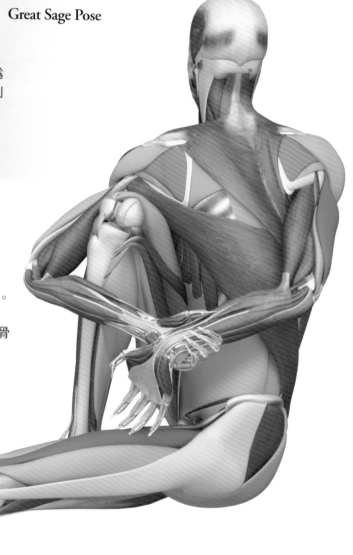

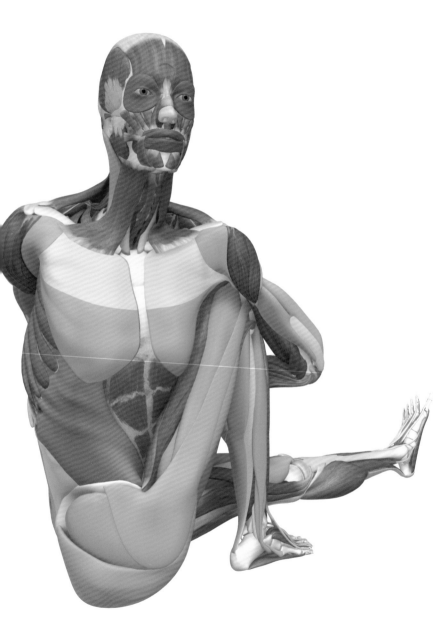

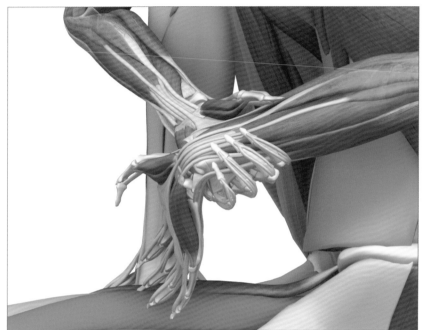

啟動腕伸肌群，讓腕關節朝前臂背面彎，與抓握那隻手創造「鎖」的效果。

8. 看彎曲腿動作，臀中肌位於臀部深處，闊筋膜張肌位於髖部外側，啟動這2塊肌肉，把大腿骨向內轉。臀中肌和闊筋膜張肌還會把髖移離中線，也就是髖外展動作。髖外展會把膝蓋外側朝手臂方向壓，加深轉體動作。

9. 啟動彎曲腿的大腿後側肌群，尤其是偏外側的股二頭肌，帶動髖旋轉。

10. 以伸直腿的股四頭肌伸直膝關節，並收縮脛骨外側的脛前肌，讓足尖往脛骨方向勾。

11. 腓骨長、短肌帶動足外翻，腳掌稍微向外轉，打開腳底板。

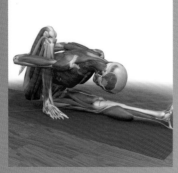

聖哲馬里奇一式 | *Marichyasana I*
Great Sage Pose

在聖哲馬里奇一式，身體轉動方向和聖哲馬里奇三式正好相反——上半身向內轉，下半身向外轉。這表示可以啟動旋轉肌群，來加深體式，把動作做得更到位。包括肩旋轉肌群、髖關節旋轉肌，以及大腿後側肌群內、外束。

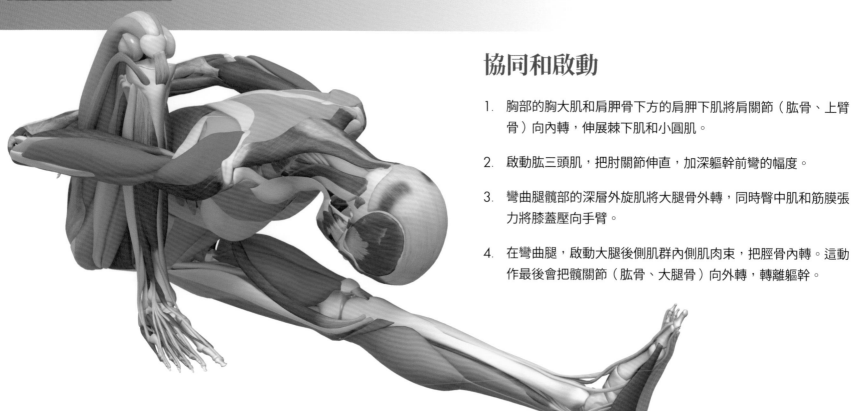

協同和啟動

1. 胸部的胸大肌和肩胛骨下方的肩胛下肌將肩關節（肱骨、上臂骨）向內轉，伸展棘下肌和小圓肌。

2. 啟動肱三頭肌，把肘關節伸直，加深軀幹前彎的幅度。

3. 彎曲腿髖部的深層外旋肌將大腿骨外轉，同時臀中肌和筋膜張力將膝蓋壓向手臂。

4. 在彎曲腿，啟動大腿後側肌群內側肌肉束，把脛骨內轉。這動作最後會把髖關節（肱骨、大腿骨）向外轉，轉離軀幹。

5. 在伸直腿，以腰肌群、恥骨肌、股直肌和縫匠肌，來帶動髖屈動作。

6. 收縮伸直腿的股四頭肌，將膝關節打直。

7. 啟動伸直腿的腓骨長、短肌，把腳踝稍微向外轉

8. 啟動腹側的腹斜肌，提高扭轉幅度。

9. 收縮腰方肌和豎脊肌，稍微凹背。

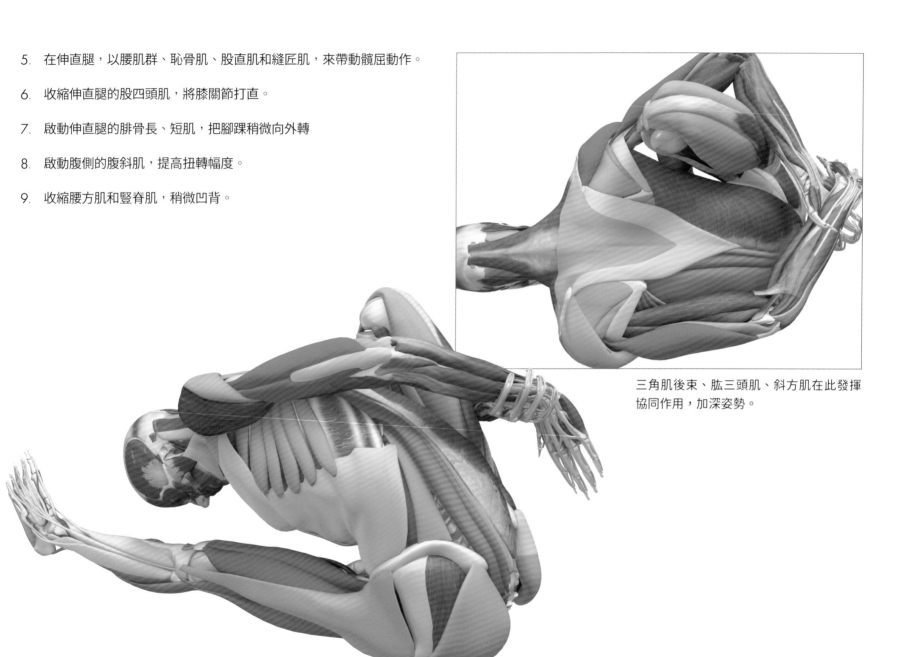

三角肌後束、肱三頭肌、斜方肌在此發揮
協同作用，加深姿勢。

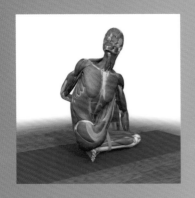

半魚王式 | *Ardha Matsyendrasana*
Lord of the Fishes Pose

這個扭轉體式讓人聯想起鮭魚逆流而上的扭轉體姿。半魚王式利用一隻手臂握腳掌、一隻手（從背後）握大腿所產生的能量。這裡以替代動作來說明，使用瑜伽繩將背後那隻手拉向大腿。

協同和啟動

1. 啟動放在身體前面那隻手臂的肱二頭肌和肱肌（上臂前側肌肉），與胸大肌合力加深軀幹轉動的幅度。

2. 闊筋膜張肌外推的力量會把膝蓋壓進手臂後側。

3. 再啟動後三角肌，帶動伸肩動作（肱骨後伸），將肱骨推向膝蓋，打開胸部。

4. 啟動手在背後那側的胸肌和肩胛下肌，把肩關節（肱骨）向內轉，伸展棘下肌和小圓肌。

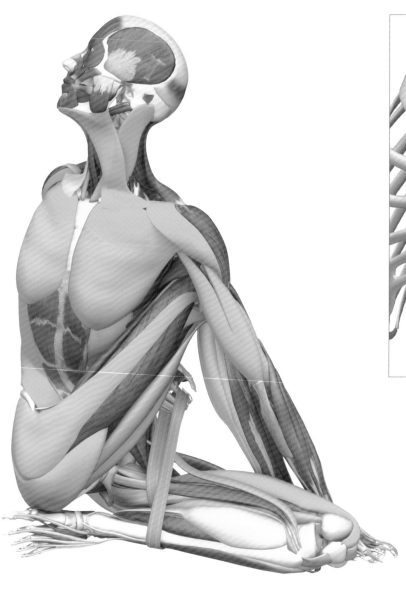

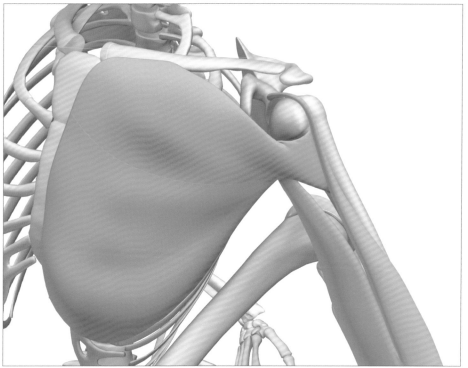

肱二頭肌和胸大肌胸肋部一起作用，把軀幹帶進更深的扭轉。

5. 背部淺層肌肉斜方肌會把肩膀往下拉、遠離頸部。

6. 中斜方肌和菱形肌將肩胛骨拉向脊椎，打開胸部。

7. 小腿後側肌群分2塊，一塊腓腸肌，一塊比目魚肌，啟動這2塊肌肉，把腳底壓進手裡，讓體式扎得更穩。

8. 啟動腹斜肌，加強軀幹轉動的幅度。

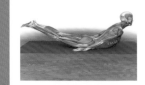

蝗蟲式

Salabhasana
Locust Pose

Page 144

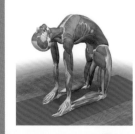

駱駝式

Ustrasana
Camel Pose

Page 150

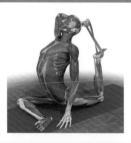

單腿鴿王一式

Eka Pada Rajakapotasana I
Pigeon Pose

Page 156

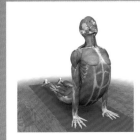

上犬式

Urdhva Mukha Svanasana
Upward Facing Dog Pose

Page 146

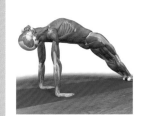

東方延展式

Purvottanasana
Intense Stretch to the
East Pose

Page 148

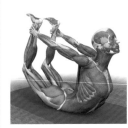

弓式

Danurasana
Bow Pose

Page 152

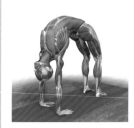

上弓式

Urdhva Danurasana
Upward Facing Bow Pose

Page 154

後彎
Back Bends

蝗蟲式 Salabhasana ———————— 144

上犬式 Urdhva Mukha Svanasana ——— 146

東方延展式 Purvottanasana ———————— 148

駱駝式 Ustrasana ———————————— 150

弓式 Danurasana ————————————— 152

上弓式 Urdhva Danurasana ——————— 154

單腿鴿王一式 Eka Pada Rajakapotasana I - 156

蝗蟲式 | *Salabhasana*
Locust Pose

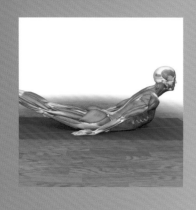

蝗蟲式能強化背部肌肉的力量，特別是讓背部後凹的肌肉，包括脊椎兩側的豎脊肌、下背部的腰方肌、上背部的下斜方肌、臀大肌和大腿後側肌群。練習蝗蟲式是在爲上弓式、駱駝式等後彎體式作準備，因爲在那些後彎體式，脊椎需要伸張更多。

協同和啟動

1. 收縮臀大肌以伸張髖關節，骨盆向下傾斜，進入後傾位置。

2. 啟動大腿後側肌群，讓髖關節往上往外伸張，並抬高膝關節。

3. 大腿內側的內收肌讓髖關節外伸，雙膝併攏。

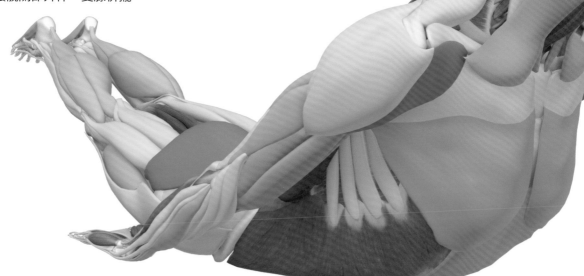

4. 收縮股四頭肌，伸直膝關節。

5. 啟動脊椎兩側的豎脊肌，拉起背部。

6. 背部的下斜方肌把肩膀往後、往下拉。

7. 肩膀後側的後三角肌往後下方（脊椎）伸展開來。

8. 啟動肱三頭肌，伸直肘關節。

9. 胸大肌和胸小肌協助打開胸部。

深層髖屈肌會伸展腰肌群、恥骨肌和內收長肌。

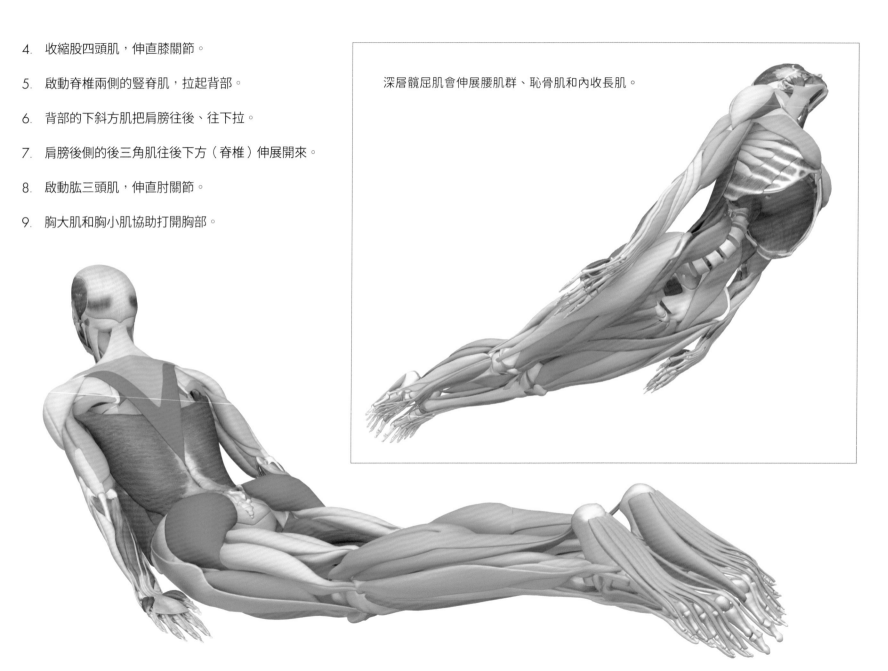

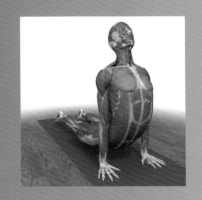

上犬式 | *Urdhva Mukha Svanasana*
Upward Facing Dog Pose

上犬式是拜日式和串連動作當中的一個體式，但也可以單獨練習，
增強上肢肌肉力量，開展前胸，鍛鍊背部伸張肌群。

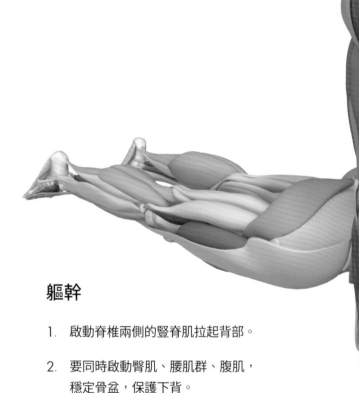

協同和啟動

肩關節和手臂

1. 啟動上臂後側的肱三頭肌把肘關節伸直。

2. 啟動三角肌後束，把肩膀往後拉，帶動上臂
   骨後伸，開展胸部，把胸大肌上部伸展開來。

3. 啟動肩胛骨背面的棘下肌和小圓肌，把肩關
   節向外轉，開展胸部。

4. 下斜方肌把肩膀往下背方向下拉、遠離耳朵。

5. 以胸大肌下部挺起前胸。

軀幹

1. 啟動脊椎兩側的豎脊肌拉起背部。

2. 要同時啟動臀肌、腰肌群、腹肌，
   穩定骨盆，保護下背。

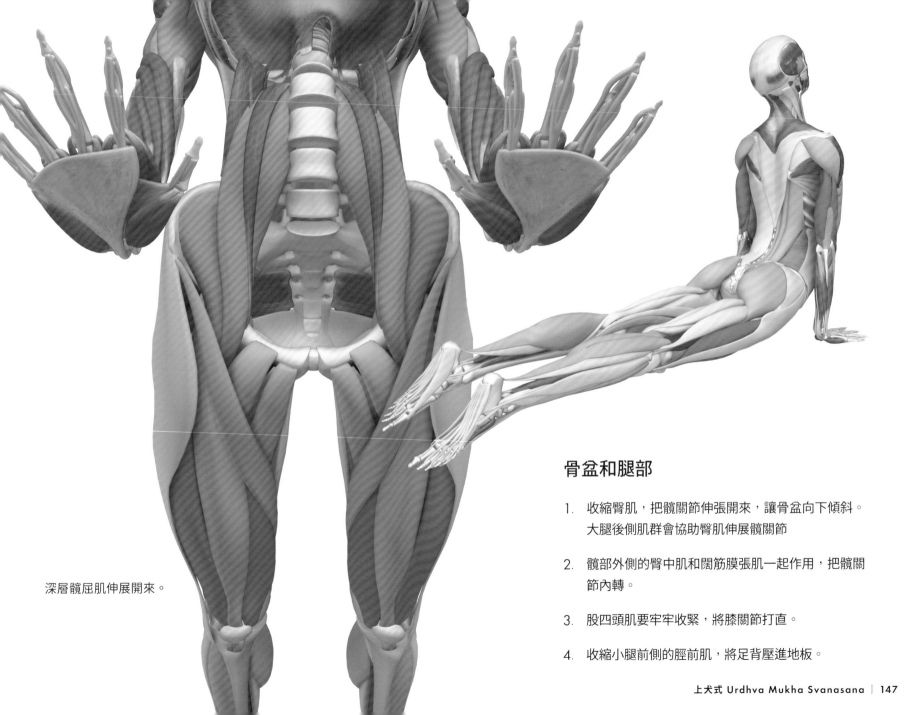

深層髖屈肌伸展開來。

骨盆和腿部

1. 收縮臀肌，把髖關節伸張開來，讓骨盆向下傾斜。大腿後側肌群會協助臀肌伸展髖關節

2. 髖部外側的臀中肌和闊筋膜張肌一起作用，把髖關節內轉。

3. 股四頭肌要牢牢收緊，將膝關節打直。

4. 收縮小腿前側的脛前肌，將足背壓進地板。

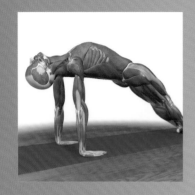

東方延展式 | *Purvottanasana*
Intense Stretch to the East Pose

東方延展式是肩關節（肱骨或上臂骨）向後伸張的後彎體式，跟駱駝式頗有異曲同工之妙。不過，這個體式的髖部伸張幅度較小，伸展都集中在肩膀上。

協同和啟動

1. 啟動後三角肌，讓上臂骨（肩關節）向後伸張、遠離軀幹。這會把肩膀部位的三角肌前束、胸部的胸大肌和上臂的肱二頭肌強而有力地伸展開來。

2. 用肱三頭肌伸直肘關節，拉長肱二頭肌。

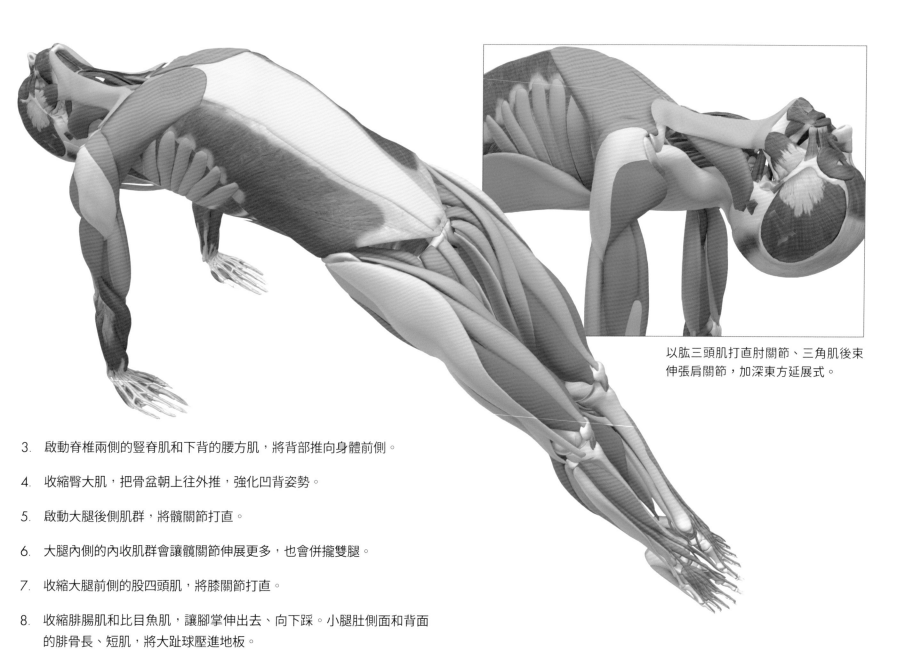

以肱三頭肌打直肘關節、三角肌後束
伸張肩關節，加深東方延展式。

3. 啟動脊椎兩側的豎脊肌和下背的腰方肌，將背部推向身體前側。

4. 收縮臀大肌，把骨盆朝上往外推，強化凹背姿勢。

5. 啟動大腿後側肌群，將髖關節打直。

6. 大腿內側的內收肌群會讓髖關節伸展更多，也會併攏雙腿。

7. 收縮大腿前側的股四頭肌，將膝關節打直。

8. 收縮腓腸肌和比目魚肌，讓腳掌伸出去、向下踩。小腿肚側面和背面
    的腓骨長、短肌，將大趾球壓進地板。

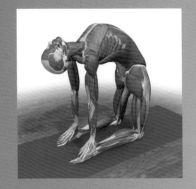

駱駝式 | *Ustrasana*
Camel Pose

在駱駝式是後彎體式，雙肩（雙臂）向後伸張，跟東方延展式一樣。手放在腳上，連接上、下附肢骨，跟弓式一樣。

協同和啟動

1. 連結脊椎和肩胛骨的菱形肌，要與橫跨背部的下斜方肌和中斜方肌一起作用，把肩膀往後、往下拉。

2. 上胸部位的胸小肌會抬升肋廓。

3. 用肩膀後側的後三角肌，將上臂伸張開來。

4. 啟動上臂骨後側的肱三頭肌，打直肘關節。

5. 將腕關節朝身體的反方向彎（伸腕動作）。

6. 收縮臀大肌和大腿後側肌肉群以帶動髖伸動作。

7. 大腿內側的內收肌會把髖關節推更直，並把大腿骨拉向身體。

8. 髖關節外側的闊筋膜張肌和臀部的臀中肌會把大腿骨向內轉。這動作可以對抗臀大肌收縮帶動大腿外旋的力量。

9. 收縮大腿前側的股四頭肌，把膝關節些微打直，使雙腿大腿骨和地板呈90度。

10. 啟動腓腸肌和比目魚肌，帶動踝關節蹠屈，足尖遠離脛骨。

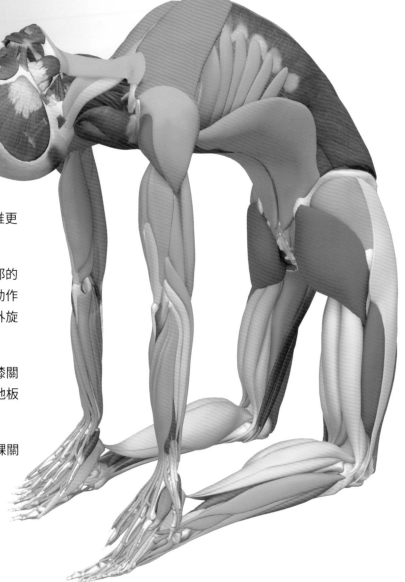

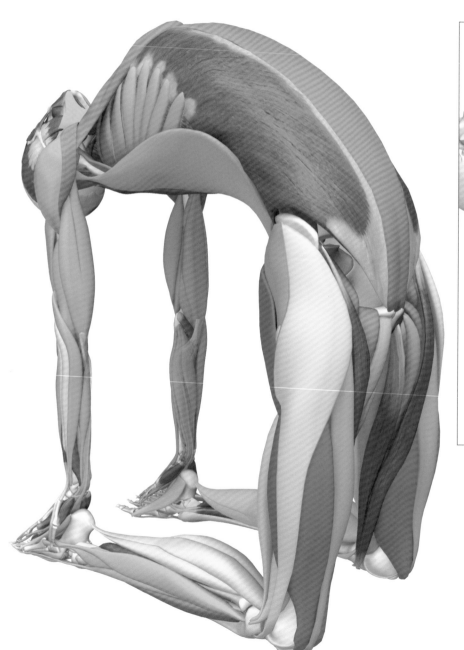

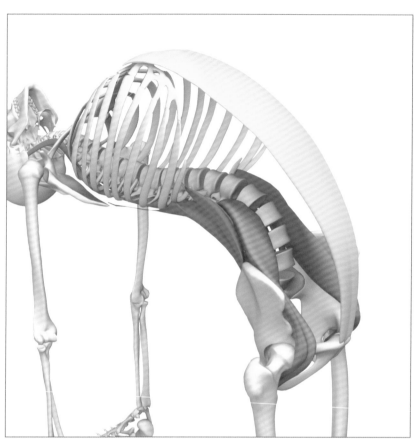

腰肌群和腰方肌環繞腰椎，具有保護腰椎的作用。輕輕收縮腹直肌，
會產生「腹部氣囊效應」，將腹腔器官壓向脊椎，進一步保護脊椎。

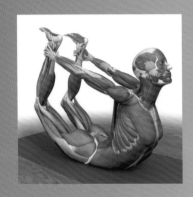

弓式 | *Danurasana*
Bow Pose

軀幹和雙腿構成弓身，雙臂構成弓弦。收縮背部肌肉，弓弦會變鬆。身體前側肌肉保持啟動，弓身便收緊。曲肘會拉緊弓弦，彎曲弓身。

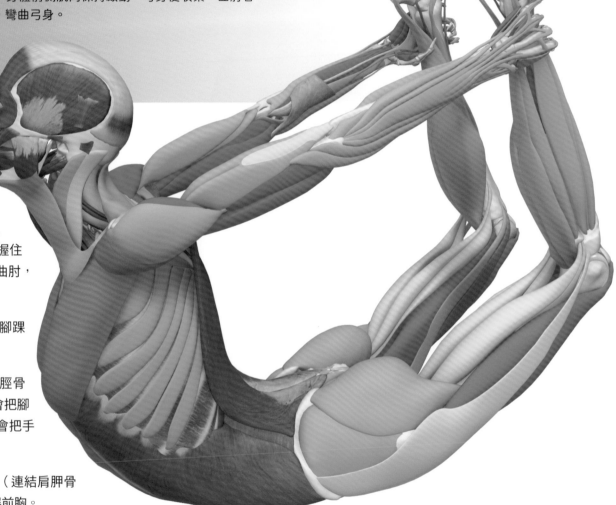

協同和啟動

1. 後三角肌（肩膀後側）和肱三頭肌（上臂骨後側）合力將肘關節打直，雙手握住腳踝。弓弦繫上了。啟動肱二頭肌，曲肘，弓弦拉緊，準備拉弓。

2. 收縮大腿後側肌群，屈曲膝關節，將腳踝帶到雙手。

3. 收縮脛骨前側的脛前肌，讓踝關節往脛骨方向彎（足背屈），腓骨長、短肌就會把腳踝稍微向外轉（足外翻）。這些動作會把手「鎖」在腳踝上。

4. 啟動下斜方肌（橫跨背部）和菱形肌（連結肩胛骨和脊椎），將肩膀往後、往下拉，開展前胸。

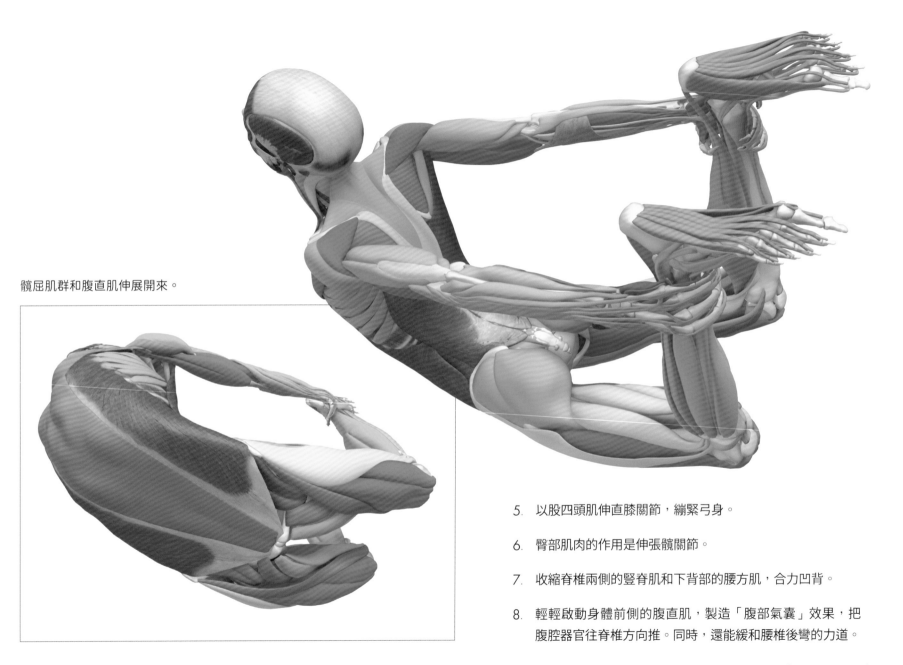

髖屈肌群和腹直肌伸展開來。

5. 以股四頭肌伸直膝關節，繃緊弓身。

6. 臀部肌肉的作用是伸張髖關節。

7. 收縮脊椎兩側的豎脊肌和下背部的腰方肌，合力凹背。

8. 輕輕啟動身體前側的腹直肌，製造「腹部氣囊」效果，把腹腔器官往脊椎方向推。同時，還能緩和腰椎後彎的力道。

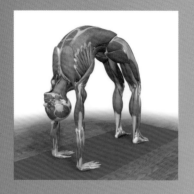

上弓式 | *Urdhva Danurasana*
Upward Facing Bow Pose

上弓式利用肩關節完全屈曲，兩隻手臂高舉過頭，來創造後彎動作。這和肩關節（手臂）後伸遠離軀幹的弓式不一樣。因此，上弓式和弓式伸展、活動到的肌肉不同，特別是肩關節周圍的肌肉。

協同和啟動

肩關節和手臂

1. 收縮上臂後側的肱三頭肌，將肘關節伸直。啟動肱三頭肌的長頭，將肩胛骨尾部向外轉，讓肱骨頭更穩定地嵌在肩臼窩內。

2. 啟動前三角肌，讓肩關節往後朝地板方向伸展。

3. 棘下肌和小圓肌位在肩胛骨和肩膀後側，這2塊肌肉會把肩關節（肱骨或上臂骨）向外轉。

4. 背部的上斜方肌可以提高肩帶。

5. 中斜方肌和菱形肌（連結脊椎和肩胛骨），會把肩胛骨拉向中線。

6. 下斜方肌把肩膀拉離頸部。

7. 收縮前臂的伸腕肌，讓腕關節朝前臂屈曲。

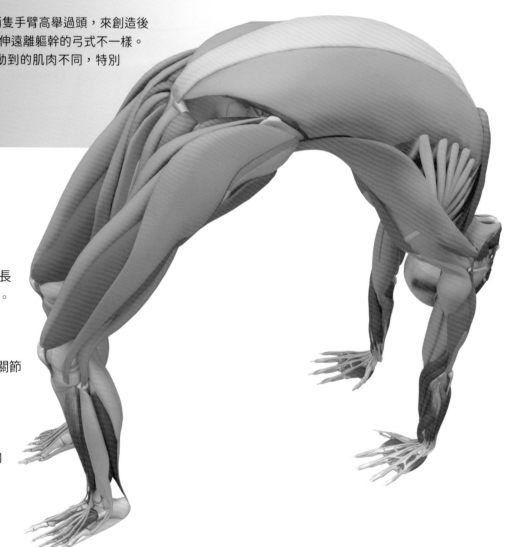

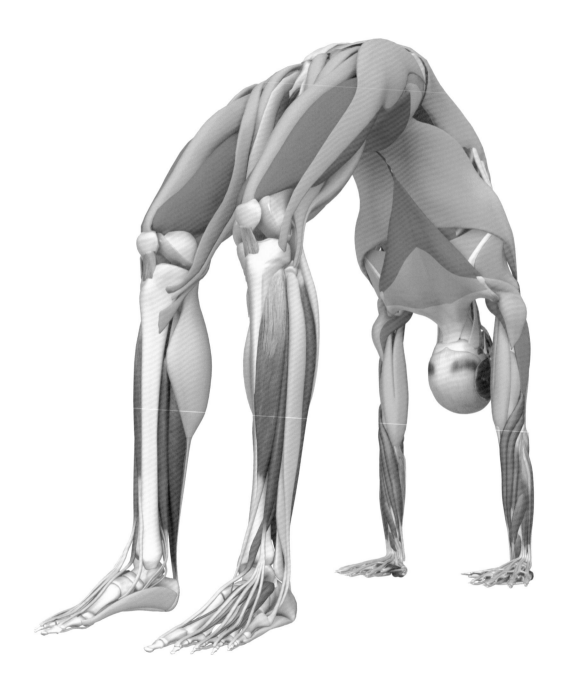

軀幹

1. 以脊椎兩側的豎脊肌收緊背部。

2. 下背部的腰方肌會和腰肌群（大腿前側高處）一起作用，穩定下背。

3. 腹直肌從胸部一直延伸到恥骨，輕輕收縮腹直肌，製造「腹部氣囊」，為下背提供更多保護。

骨盆和腿部

1. 以臀大肌和大腿後側肌群伸張髖關節。

2. 闊筋膜張肌（髖部外側）和臀中肌（臀部深處）會把髖關節和大腿骨向內轉。

3. 啟動大腿內側的內收肌群，讓雙腿大腿骨伸直，並將大腿骨拉近中線。

4. 啟動大腿前側的股四頭肌，伸直膝關節。

5. 腓骨肌（小腿肚外側）會把踝關節稍微向外轉。

6. 收縮腓腸肌和比目魚肌（位在小腿肚），把腳掌往下壓，讓體式穩穩扎地。

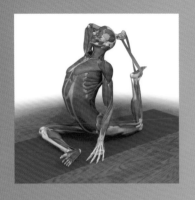

單腿鴿王一式 | *Eka Pada Rajakapotasana I*
Pigeon Pose

這是進階後彎體式。我們以替代動作來說明，用瑜伽繩抓住腳。做這個體式要特別注意胸部。啟動前胸上部的胸小肌，以及連接脊椎和肩胛骨的菱形肌，有助於上提胸膛，開展胸部。

協同和啟動

1. 啟動大腿前側頂端的腰肌群、連接骨盆和大腿骨的縫匠肌，以及大腿深處的外旋肌，將前腿外轉。

2. 當髖關節向外轉，前腿的闊筋膜張肌和臀中肌會拉長。

3. 縫匠肌和臀中肌合力將大腿骨移離中線。

4. 收縮前腿的大腿後側肌群，彎曲膝關節。

5. 啟動後腿的臀大肌，把後髖往前推，使骨盆向下傾斜，伸張大腿骨。

6. 後腿的臀中肌和髖部外側的闊筋膜張肌一起作用，把髖關節內轉。

7. 啟動後腿的大腿後側肌群，彎曲膝關節，近一步伸張髖關節。

8. 收縮脛骨的脛前肌和和小腿肚的腓骨肌，背屈踝關節，並將踝關節稍微向外轉。因為這2個動作，我們才有地方抓住腳，連結上、下肢。

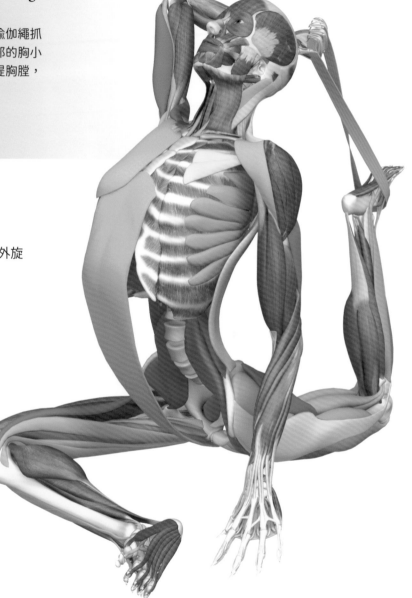

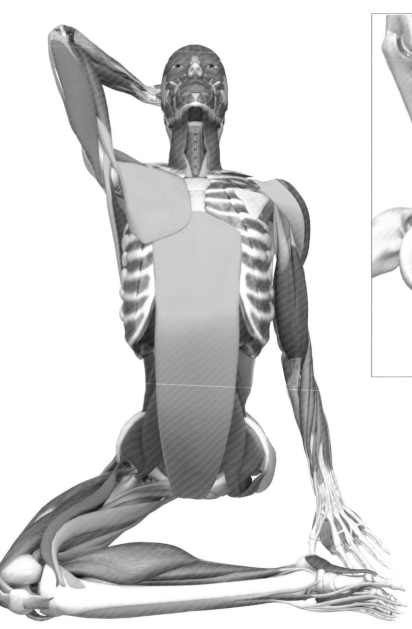

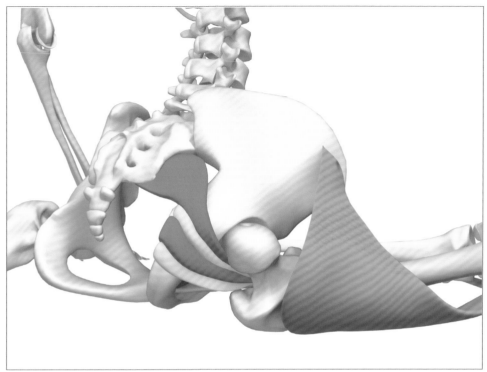

髖部的深層外旋肌將髖關節（股骨和大腿骨）向外轉。闊筋膜張肌伸展開來。

9. 啟動肱三頭肌，伸直肘關節。這個動作可以開展前胸，伸展胸大肌。

10. 收縮脊椎兩側的豎脊肌伸展軀幹，把腹直肌（從胸部延伸到恥骨）伸張拉長。與此同時要輕輕收縮腹直肌，對抗豎脊肌的力量，保護腰椎。

11. 下斜方肌會把肩膀往下拉、遠離頸部。

12. 中斜方肌和菱形肌合力將肩胛骨拉向中線，打開前胸。

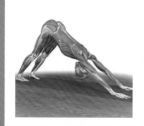

下犬式

Adho Mukha Svanasana
Downward Facing Dog

Page 160

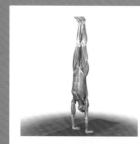

手倒立式

Adho Mukha Vrksasana
Full Arm Balance

Page 166

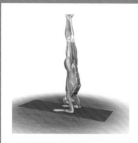

孔雀式

Pincha Mayurasana
Feather of the Peacock
Pose

Page 174

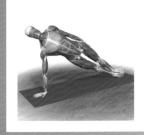

側平板式

Vasisthasana
Sage Pose

Page 162

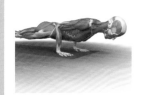

四肢支撐式

Chaturanga Dandasana
Four Limb Staff Pose

Page 164

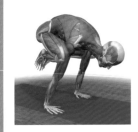

烏鴉式

Bakasana
Crow Pose

Page 168

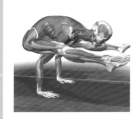

螢火蟲式

Titibasana
Insect Pose

Page 172

手平衡
Arm Balances

下犬式 Adho Mukha Svanasana ——— 160

側平板式 Vasisthasana ——— 162

四肢支撐式 Chaturanga Dandasana ——— 164

手倒立式 Adho Mukha Vrksasana ——— 166

烏鴉式 Bakasana ——— 168

螢火蟲式 Titibasana ——— 172

孔雀式 Pincha Mayurasana ——— 174

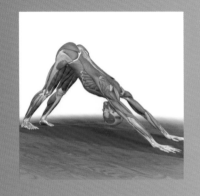

下犬式 | *Adho Mukha Svanasana*
Downward Facing Dog

下犬式結合了 3 個元素，手平衡、局部倒立和修復體式。下犬式可以是個主動體式，強化、伸展身體各個部位，也可以是個回復的動作，穿插在練習序列中作爲短暫休息。

協同和啟動

肩關節和手臂

1. 手臂和肩關節以肱三頭肌伸直肘關節。

2. 啟動前三角肌，帶動兩隻手臂高舉過頭。

3. 棘下肌和小圓肌把肩關節向外轉。

4. 菱形肌和中斜方肌把肩胛骨拉向中線。

5. 下斜方肌把肩膀拉離頸部。

軀幹

1. 啟動豎脊肌稍微凹背。

2. 腰方肌和腰肌群一起作用，腰椎收向腹部。

3. 腹肌收縮，把內臟器官往內收，屈曲軀幹。

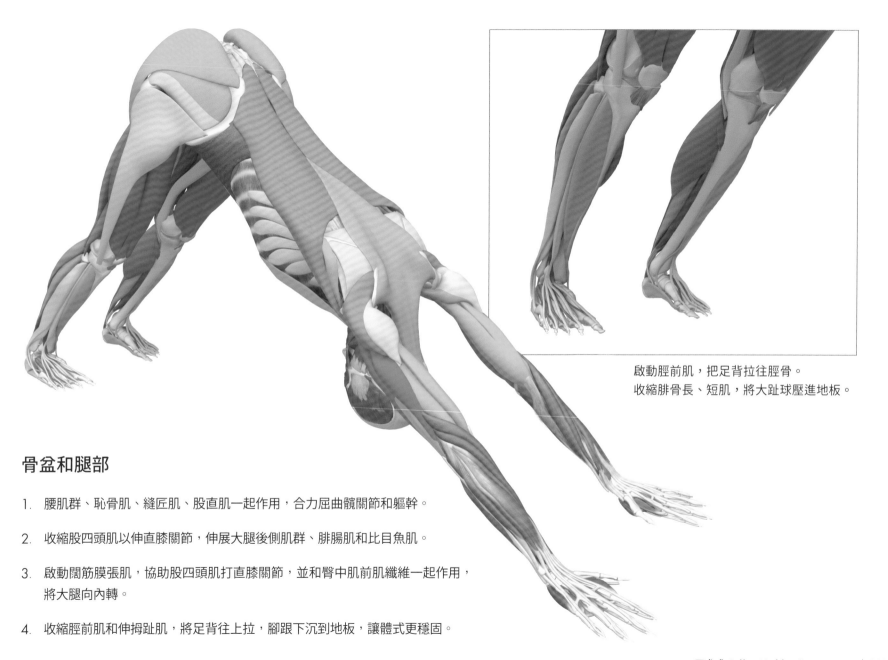

啟動脛前肌，把足背拉往脛骨。
收縮腓骨長、短肌，將大趾球壓進地板。

骨盆和腿部

1. 腰肌群、恥骨肌、縫匠肌、股直肌一起作用，合力屈曲髖關節和軀幹。

2. 收縮股四頭肌以伸直膝關節，伸展大腿後側肌群、腓腸肌和比目魚肌。

3. 啟動闊筋膜張肌，協助股四頭肌打直膝關節，並和臀中肌前肌纖維一起作用，
   將大腿向內轉。

4. 收縮脛前肌和伸拇趾肌，將足背往上拉，腳跟下沉到地板，讓體式更穩固。

側平板式 | *Vasisthasana*
Sage Pose

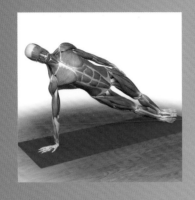

側平板式的梵文 Vasisthasana 是依聖哲婆私吒（Vasistha）
起的名字。側平板式是個單側手平衡體式，有助於獨立伸展和強
化深層、淺層肩膀肌肉，例如肩旋轉肌群。側平板還能強化穩定
腕關節和肘關節的肌肉，訓練平衡感。

協同和啟動

肩關節和手臂

1. 保持身體平衡的手臂，肱三頭肌要收
   緊，以伸直肘關節，同時拉長肱二
   頭肌。

2. 啟動三角肌中束，將手
   臂拉離身體側面。
   再用三角肌
   前、後
   束來調
   整動作。

3. 肩膀深層的棘上肌是協同肌，輔助三角肌把手臂帶離身側，而棘下肌
   和小圓肌合力把手臂向外轉，讓肱骨頭穩定地嵌在肩臼窩內。

4. 胸大肌上部（胸鎖部）和斜方肌一起作用，穩定上臂和肩帶。

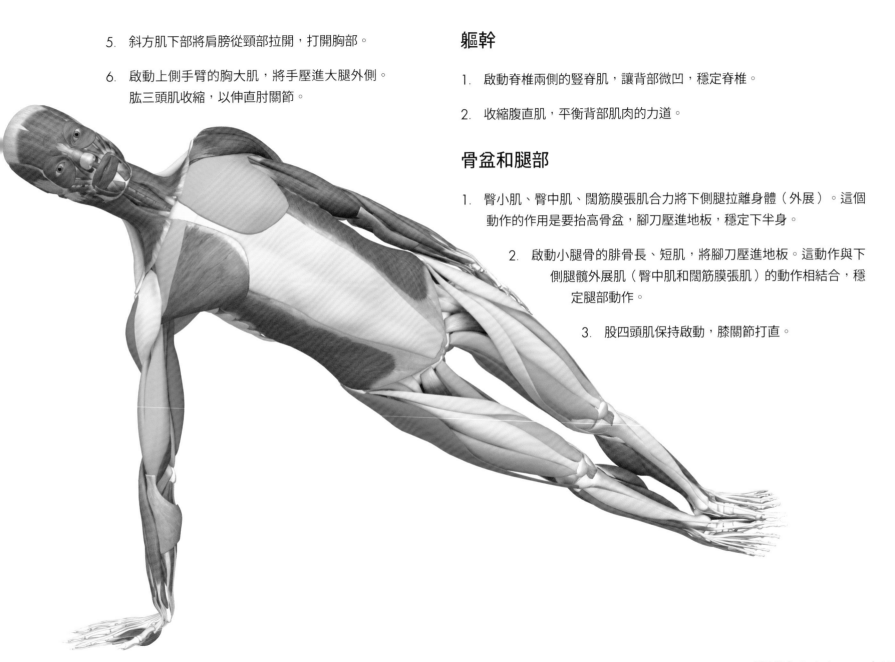

5. 斜方肌下部將肩膀從頸部拉開，打開胸部。

6. 啟動上側手臂的胸大肌，將手壓進大腿外側。肱三頭肌收縮，以伸直肘關節。

軀幹

1. 啟動脊椎兩側的豎脊肌，讓背部微凹，穩定脊椎。

2. 收縮腹直肌，平衡背部肌肉的力道。

骨盆和腿部

1. 臀小肌、臀中肌、闊筋膜張肌合力將下側腿拉離身體（外展）。這個動作的作用是要抬高骨盆，腳刀壓進地板，穩定下半身。

2. 啟動小腿骨的腓骨長、短肌，將腳刀壓進地板。這動作與下側腿髖外展肌（臀中肌和闊筋膜張肌）的動作相結合，穩定腿部動作。

3. 股四頭肌保持啟動，膝關節打直。

四肢支撐式 | *Chaturanga Dandasana*
Four Limb Staff Pose

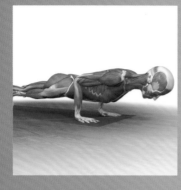

在拜日式或串連動作裡，許多瑜伽體系都把四肢支撐式
當作是從加強前屈伸展式轉換成上犬式的過渡動作。你
也可以把四肢支撐式視爲獨立體式來練習，停留一段時
間，強化核心肌肉，啟動核心部位的鎖印。

協同和啟動

1. 前鋸肌位於肋骨兩側，延伸到肩胛骨內緣中線，
   收縮前鋸肌，拴住肩胛骨，防止肩胛骨浮飛。

2. 菱形肌（連結肩胛骨和脊椎）和斜方肌中
   段一起作用，將肩胛骨拉向中線。這
   動作會與前鋸肌的動作結合，穩
   定肩胛骨和整個肩膀。

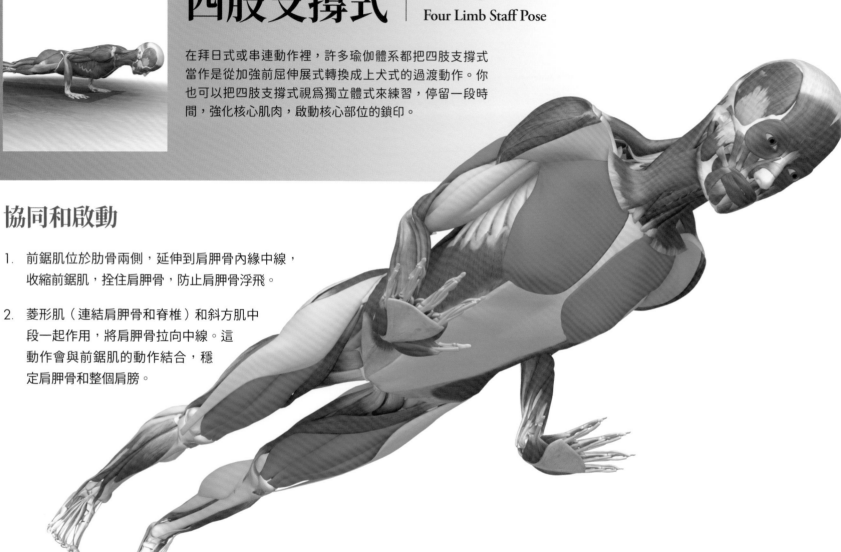

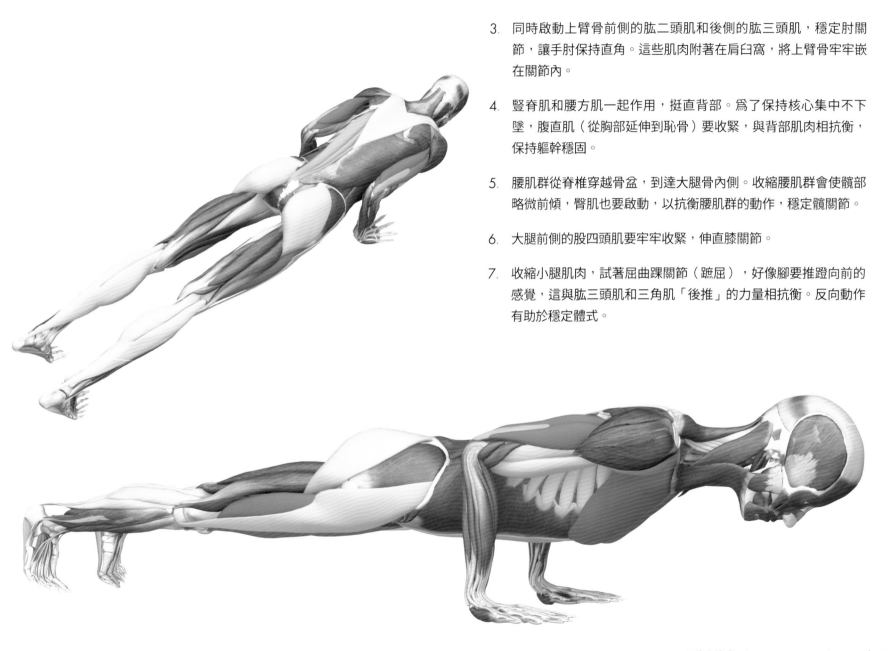

3. 同時啟動上臂骨前側的肱二頭肌和後側的肱三頭肌，穩定肘關節，讓手肘保持直角。這些肌肉附著在肩臼窩，將上臂骨牢牢嵌在關節內。

4. 豎脊肌和腰方肌一起作用，挺直背部。為了保持核心集中不下墜，腹直肌（從胸部延伸到恥骨）要收緊，與背部肌肉相抗衡，保持軀幹穩固。

5. 腰肌群從脊椎穿越骨盆，到達大腿骨內側。收縮腰肌群會使髖部略微前傾，臀肌也要啟動，以抗衡腰肌群的動作，穩定髖關節。

6. 大腿前側的股四頭肌要牢牢收緊，伸直膝關節。

7. 收縮小腿肌肉，試著屈曲踝關節（蹠屈），好像腳要推蹬向前的感覺，這與肱三頭肌和三角肌「後推」的力量相抗衡。反向動作有助於穩定體式。

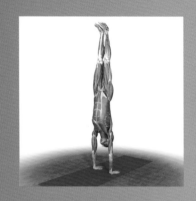

手倒立式 | *Adho Mukha Vrksasana*
Full Arm Balance

練習手倒立這類手平衡體式，可以增強肩帶和手臂的核心肌肉。提高肩關節穩定性。像這種動態的倒立動作，對心血管系統和神經系統十分有益。

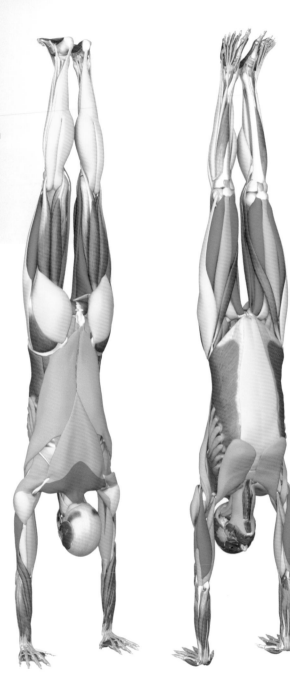

協同和啟動

1. 以肱三頭肌打直肘關節，使上臂骨和前臂骨進入正位。

2. 肱二頭肌保持啟動，平衡肱三頭肌的力量，防止肘關節過度伸張。

3. 肱三頭肌和肱二頭肌的長頭都跨越到肩關節。因此，收縮肱三頭肌和肱二頭肌，可以協助肱骨穩定嵌在肩盂（肩臼窩）內。

4. 以棘下肌和小圓肌外旋肱骨，防止肱骨夾擠肩峰突。

5. 啟動前三角肌屈曲肩關節，兩隻手臂高舉過頭。

6. 下斜方肌會把肩膀拉離頸椎，釋放頸部。

7. 腰肌群和臀大肌帶動的方向正好相反，因此可以穩定髖關節，平衡骨盆。

8. 內收肌群將雙腿拉向中線。

9. 收縮股四頭肌以打直膝關節。

10. 收縮腓骨長、短肌，把踝關節往外翻，打開腳底板。

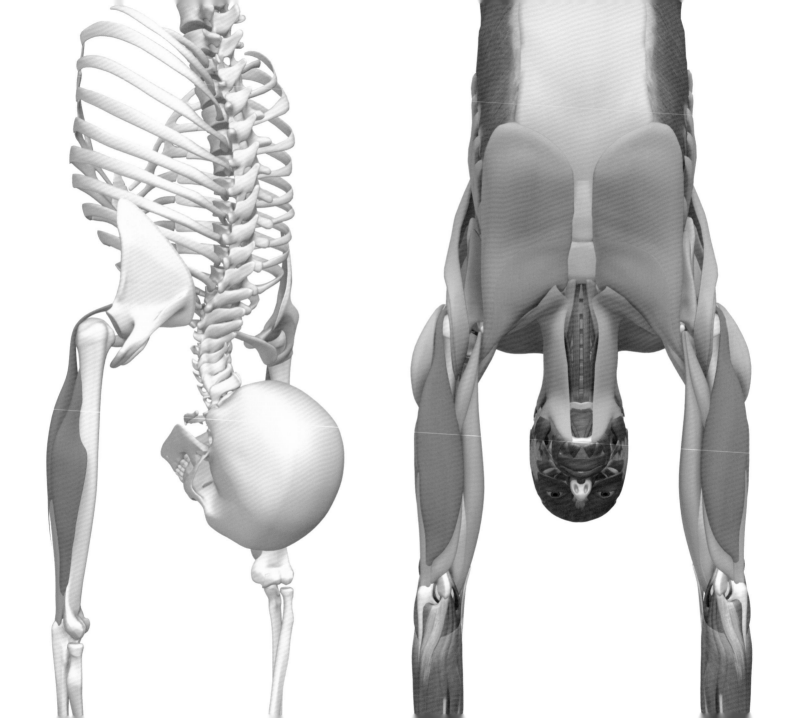

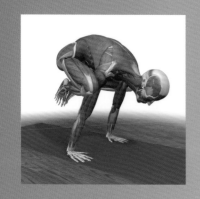

烏鴉式 | *Bakasana*
Crow Pose

這個平衡體式很像棲息在樹上的烏鴉。烏鴉式也是一個連接上肢與下肢的體式，可以訓練平衡感，提高穩定性。

協同和啟動

1. 前鋸肌從肋骨側面延伸到肩胛骨，啟動前鋸肌，會把肩胛骨往前拉，同時伸展中斜方肌和菱形肌。

2. 胸大肌和前三角肌一起作用，穩定肩關節。

3. 背部的下斜方肌會按壓住肩胛骨。

4. 棘下肌和小圓肌會把肱骨（上臂骨）向外轉，調整肩關節穩定度。

5. 收縮肱三頭肌，將肘關節打直，模仿烏鴉的腿。

6. 收縮大腿後側肌群，彎曲膝關節。

7. 啟動大腿內側的內收肌群，用膝蓋內側夾住上臂，像折疊的翅膀一般，連結上、下肢。

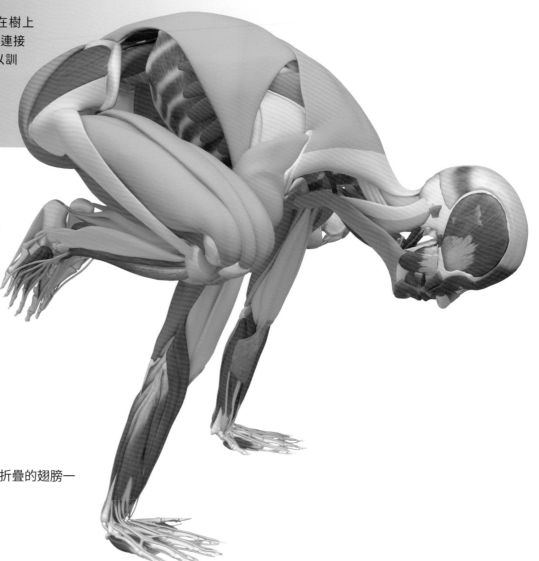

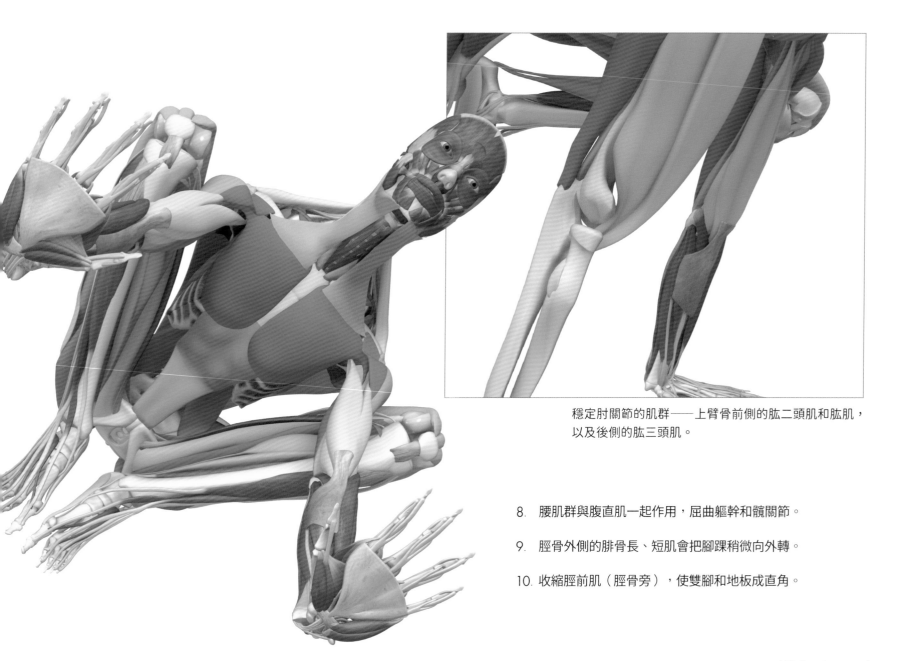

穩定肘關節的肌群——上臂骨前側的肱二頭肌和肱肌，
以及後側的肱三頭肌。

8. 腰肌群與腹直肌一起作用，屈曲軀幹和髖關節。

9. 脛骨外側的腓骨長、短肌會把腳踝稍微向外轉。

10. 收縮脛前肌（脛骨旁），使雙腳和地板成直角。

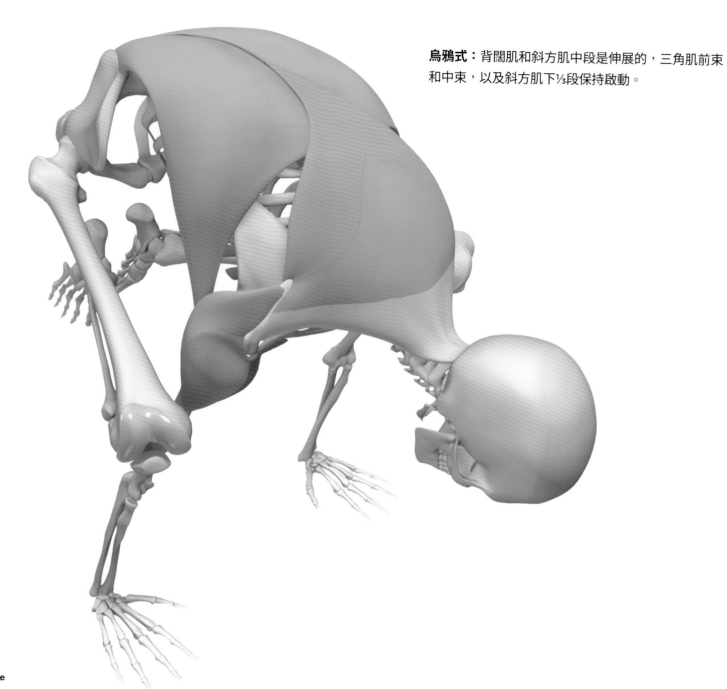

烏鴉式：背闊肌和斜方肌中段是伸展的，三角肌前束和中束，以及斜方肌下⅓段保持啟動。

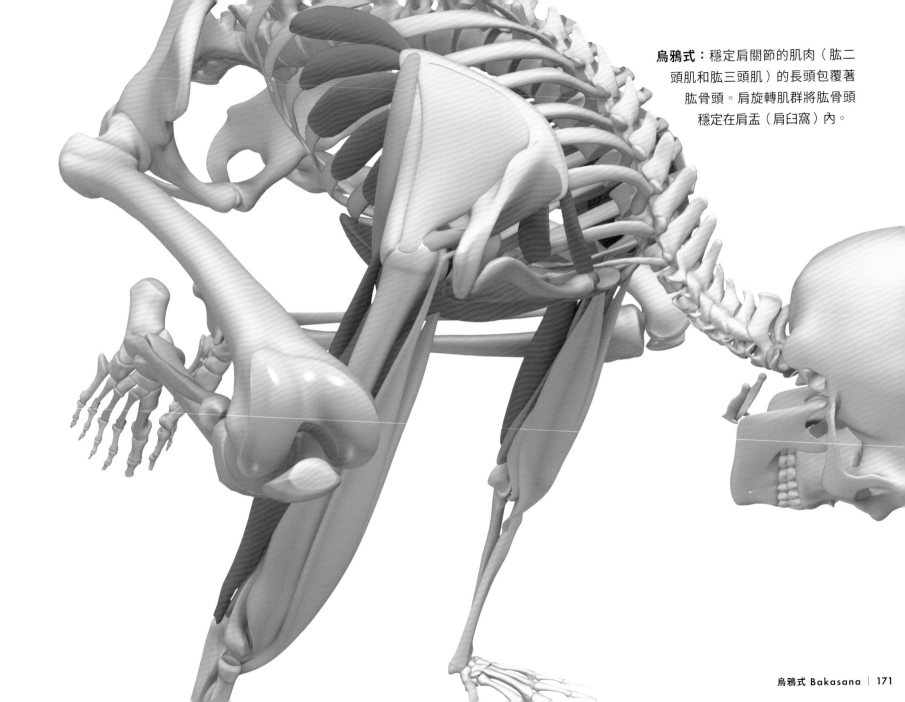

烏鴉式：穩定肩關節的肌肉（肱二頭肌和肱三頭肌）的長頭包覆著肱骨頭。肩旋轉肌群將肱骨頭穩定在肩盂（肩臼窩）內。

螢火蟲式 | *Titibasana*
Insect Pose

這體式很像烏鴉式。能增強上半身的力量，藉由上、下附屬骨骼的連結創造穩定性。螢火蟲式強化股四頭肌和腰肌群的同時，也會伸展身體背部。與龜式有不少相似之處。

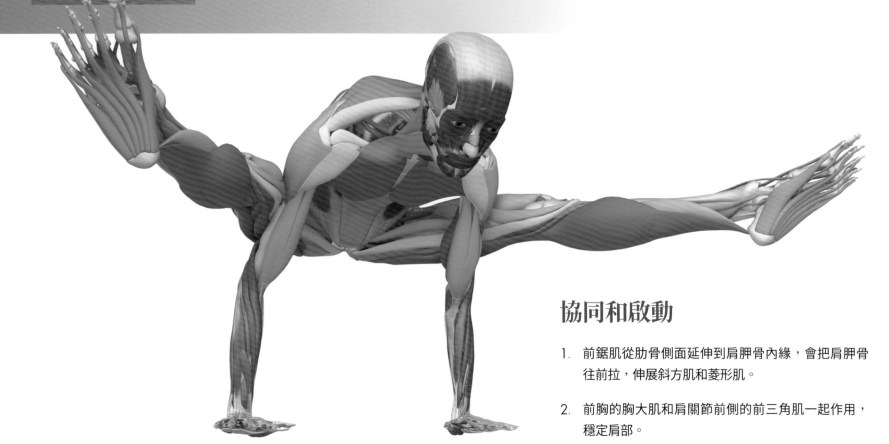

協同和啟動

1. 前鋸肌從肋骨側面延伸到肩胛骨內緣，會把肩胛骨往前拉，伸展斜方肌和菱形肌。

2. 前胸的胸大肌和肩關節前側的前三角肌一起作用，穩定肩部。

3. 棘下肌和小圓肌將肱骨（上臂骨）向外轉，增強肩部的穩定性。

4. 肱三頭肌伸直肘關節。

5. 股四頭肌伸直膝關節。

6. 內收肌群將大腿擠壓到上臂，連接上半身和下半身。

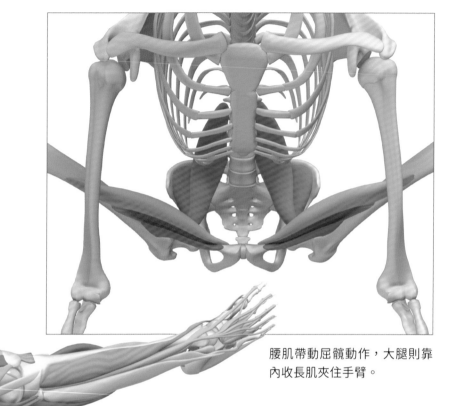

腰肌帶動屈髖動作，大腿則靠內收長肌夾住手臂。

7. 腰肌群與軀幹的腹直肌一起作用，合力彎曲軀幹和臀部。

8. 收縮小腿肚的腓腸肌和比目魚肌，讓踝關節蹠屈，足尖遠離脛骨。

9. 啟動腓骨長、短肌，使腳踝外翻，打開腳底板。

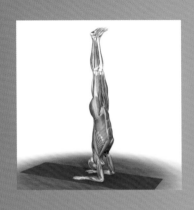

孔雀式 | *Pincha Mayurasana*
Feather of the Peacock Pose

孔雀式是個平衡體式，身體形成像羽毛一樣的微拱形。在孔雀式，如果肩部和髖部進入正位，你會感到輕盈、輕鬆。當肩帶和髖帶進入平衡和正位時，無形之中強化了肩部深層和淺層肌肉。

協同和啟動

肩關節和手臂

1. 啟動棘下肌和小圓肌，把肩關節向外轉，拉長肩胛下肌。

2. 啟動肱三頭肌，前臂往下壓。做伸張肘關節這個動作，可以協助屈腕肌把掌面壓進地板。

3. 肱二頭肌保持啟動，平衡肱三頭肌的動作，協助穩定肘部和肩部。

4. 斜方肌和菱形肌會把肩胛骨拉向中線，打開胸部。斜方肌下⅓段將肩膀拉離頸部，頸椎得以自由伸張。

5. 啟動三角肌前束和中束，抬起身體。

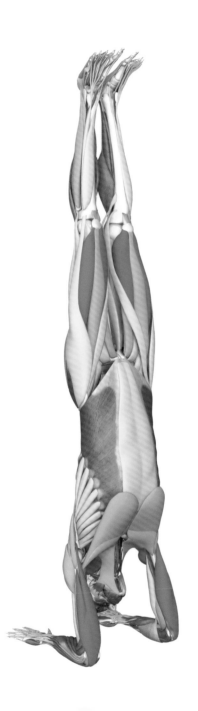

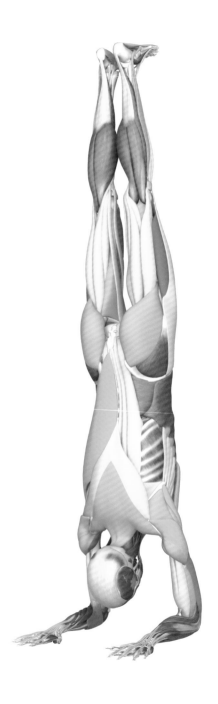
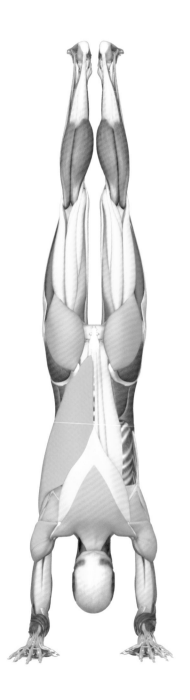
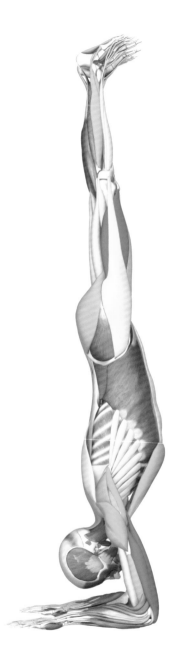

軀幹

1. 啟動脊椎兩側的豎脊肌，像羽毛一樣微微凹背。收縮腰方肌穩定下背部。

2. 輕輕啟動腹直肌，以平衡凹背的動作。

骨盆和腿部

1. 腰肌群和臀肌群保持啟動，穩定骨盆，防止身體搖晃。

2. 收縮內收肌群，併攏雙腿。

3. 以股四頭肌伸直膝關節。

倒立
Inversions

頭立式 *Sirsasana* ———————— 178

肩立式 *Sarvangasana* ———————— 182

犁式 *Halasana* ———————— 186

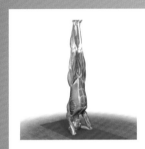

頭立式

Sirsasana
Headstand

Page 178

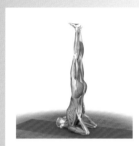

肩立式

Sarvangasana
Shoulder Stand

Page 182

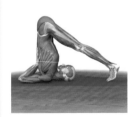

犁式

Halasana
Plow Pose

Page 186

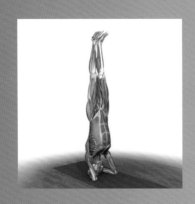

頭立式 | *Sirsasana*
Headstand

頭立式屬於修復體式，通常練習結束前做。全身倒立可以刺激心臟和動脈調控血壓的機制，還會促進腦脊髓液在脊髓和大腦中循環。

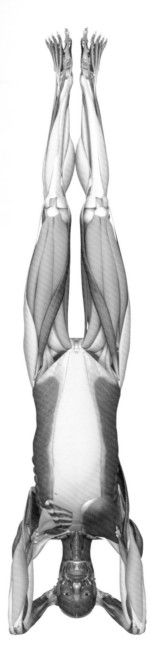

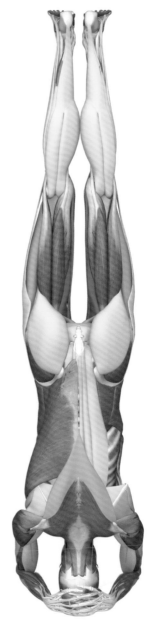

學習頭立式，需要經驗豐富的老師從旁指導。脊椎受過傷或脊椎因為罹病受影響（尤其是頸椎）的人不得做頭立式。脊椎有狀況的人應該練習其他可避免對頸椎施加不當壓力的倒立動作，例如有支撐的橋式。

協同和啟動

肩關節和手臂

1. 肱三頭肌保持啟動，讓前臂穩穩貼在地板上。

2. 以肱二頭肌抗衡肱三頭肌的動作。肱二頭肌和肱三頭肌的長頭都橫跨肩關節，附著在肩臼窩的頂部和底部。因此收縮肱二頭肌和肱三頭肌，讓肱骨頭穩固地嵌在臼窩內。

3. 收縮前三角肌，上臂高舉過頭。

4. 下斜方肌把肩膀拉離頸部，釋放頸椎。

5. 棘下肌和小圓肌連接肩胛骨和上臂骨（肱骨），啟動這兩塊肌肉，把肱骨頭轉入肩臼窩，使其穩定。

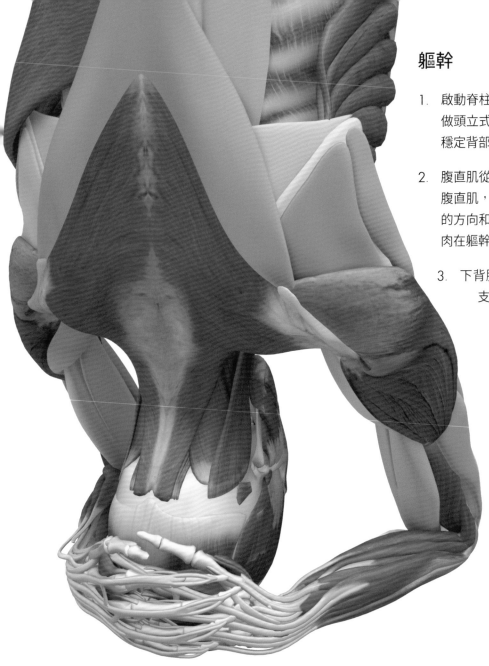

軀幹

1. 啟動脊柱兩側的豎脊肌，把背挺直，做頭立式期間，豎脊肌要保持啟動，穩定背部。

2. 腹直肌從胸部一直延伸到恥骨，啟動腹直肌，避免肋骨外翻。腹直肌作用的方向和豎脊肌相反，因此這兩塊肌肉在軀幹周圍形成一個支撐護套。

3. 下背腰方肌與腰肌群協同作用，支撐下背部。

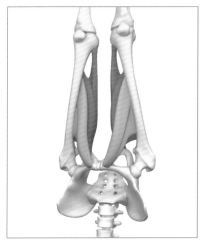

啟動內收肌群，併攏雙腿，以穩定倒立的下半身。

骨盆和腿部

1. 用臀部的臀大肌伸張髖關節。與臀大肌動作相反的腰肌群，則在前側平衡著骨盆，使骨盆既不向前傾也不向後傾，而是像個直直倒扣著的碗。

2. 髖關節外側的筋膜張力和臀部深處的臀中肌一起作用，把髖關節向內轉，保持雙腿併攏不分開。這動作會抵消臀大肌外旋髖關節（大腿骨）的力道。

3. 啟動內收肌群併攏雙腿。

4. 以股四頭肌伸直膝關節。

5. 啟動小腿前側脛前肌，屈曲踝關節（足背屈）。

6. 啟動小腿外側腓骨肌，把腳稍微向外轉。

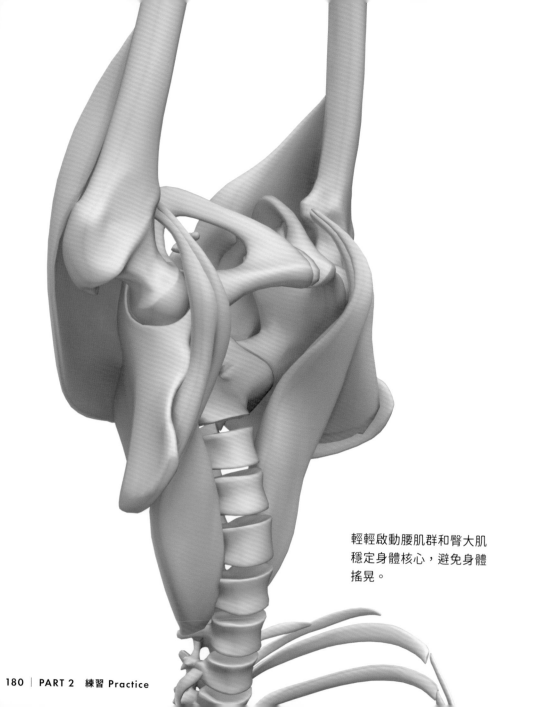

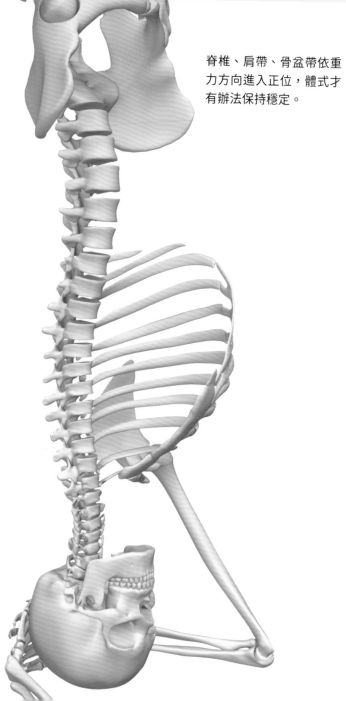

脊椎、肩帶、骨盆帶依重力方向進入正位，體式才有辦法保持穩定。

輕輕啟動腰肌群和臀大肌穩定身體核心，避免身體搖晃。

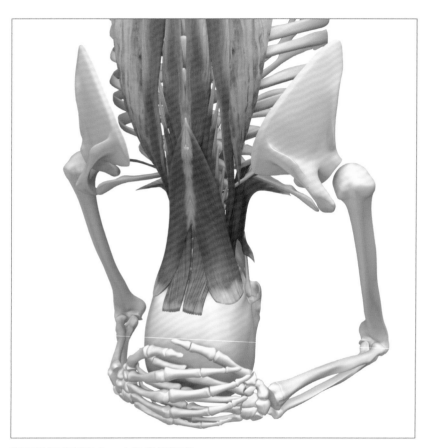

輕輕啟動背部肌肉，上提脊椎挺直。

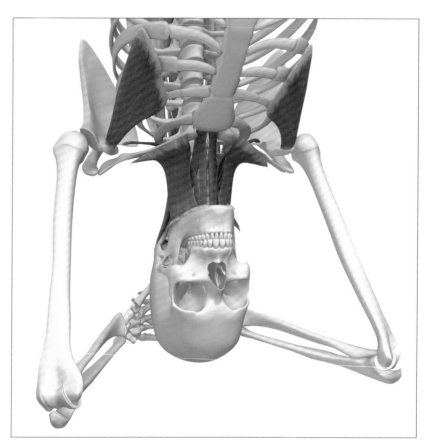

放鬆頸部前側的肌肉，啟動胸小肌，打開胸腔，擴張肺部。

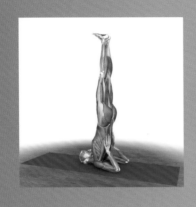

肩立式 | *Sarvangasana*
Shoulder Stand

肩立式是一個修復性質的倒立體式。練習接近尾聲做肩立式，可以產生放鬆的作用。

肩立式的效果和頭立式相似。倒立會刺激心臟和頸部外側動脈的控制機制，以監控、調節血壓。倒立還能對脊髓和大腦的腦脊髓液產生正面影響，疏通腦脊液淤積的區域。

在肩立式，肩關節伸張，胸部打開。練習像東方延展式這一類體式，肩關節（上臂骨）往後伸，柔軟度大為提高，這樣才可以用上臂打開胸部。

協同和啟動

肩關節和手臂

1. 啟動上臂的肱二頭肌和肱肌屈曲肘關節，把手掌壓進背部撐住，把身體重量從頸部移開。前臂屈肌收緊，手會撐更穩。

2. 收縮後三角肌，帶動肩關節向後伸張（將上臂骨帶離軀幹），手肘壓進地板。

3. 下斜方肌把肩胛骨拉離頸部。

4. 啟動兩塊肩旋轉肌（棘下肌和小圓肌），把上臂骨向外轉。

軀幹

1. 脊椎兩側的豎脊肌和從胸部延伸至恥骨的腹直肌一起作用，軀幹挺直。

2. 腰方肌和腰大肌合力支撐下背部。這兩塊神經串連的肌肉環繞著腰椎，使其穩定。

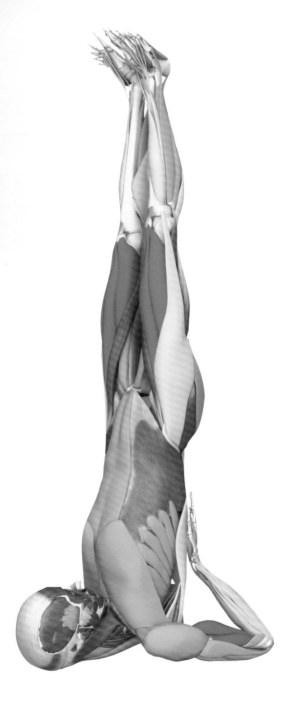

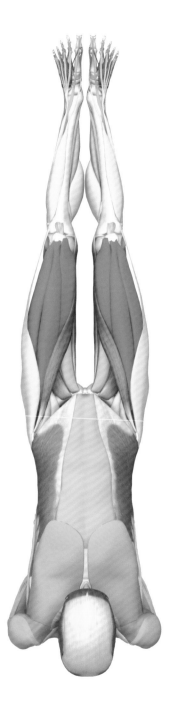
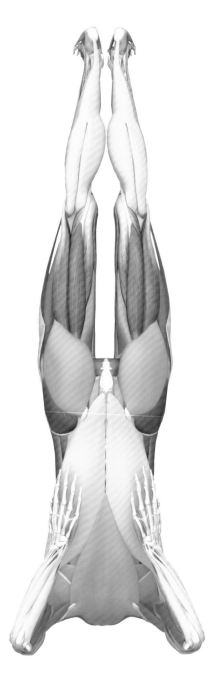
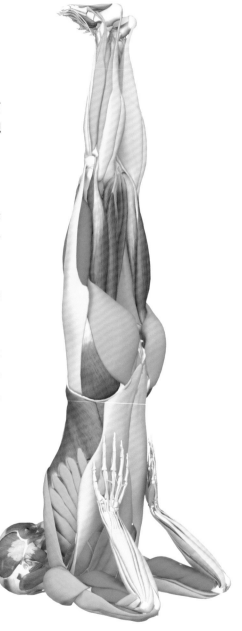

骨盆和腿部

1. 啟動臀部的臀大肌，以及大腿前側高處和骨盆內部的腰大肌，把骨盆支撐好、保持水平。

2. 啟動內收肌群併攏大腿。

3. 髖外側的闊筋膜張肌和臀部的臀中肌把髖部和大腿向內轉，抵消臀部肌肉外旋大腿骨的拉力。

4. 啟動大腿前側的股四頭肌伸直膝關節。

5. 腳掌容易內傾，因此啟動小腿肚外側的腓骨肌，將腳掌稍微向外轉（足外翻）。這個行動可以把腳底向上打開。

6. 脛骨前側的脛前肌將足尖朝頭部的方向拉。

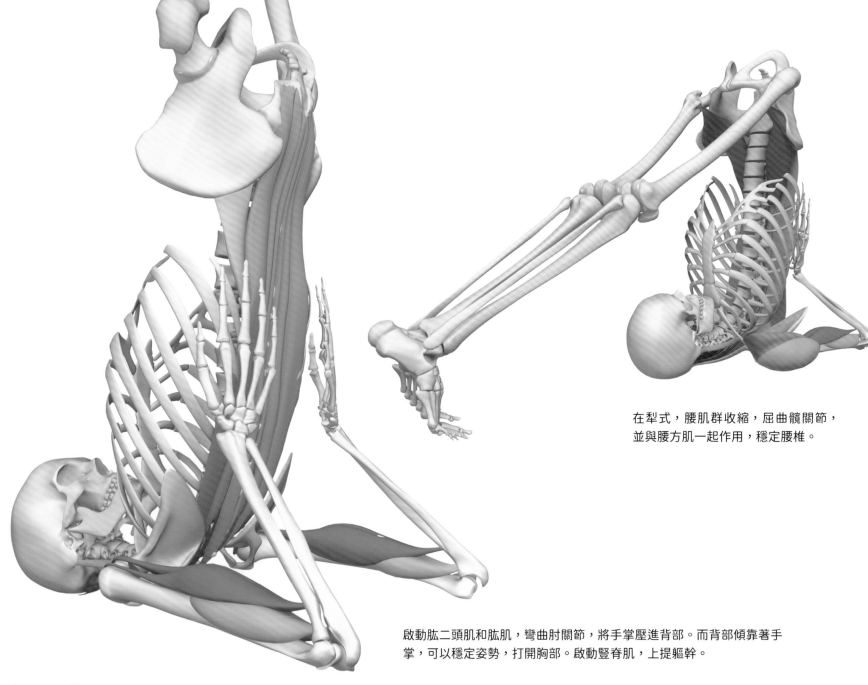

在犁式，腰肌群收縮，屈曲髖關節，
並與腰方肌一起作用，穩定腰椎。

啟動肱二頭肌和肱肌，彎曲肘關節，將手掌壓進背部。而背部傾靠著手
掌，可以穩定姿勢，打開胸部。啟動豎脊肌，上提軀幹。

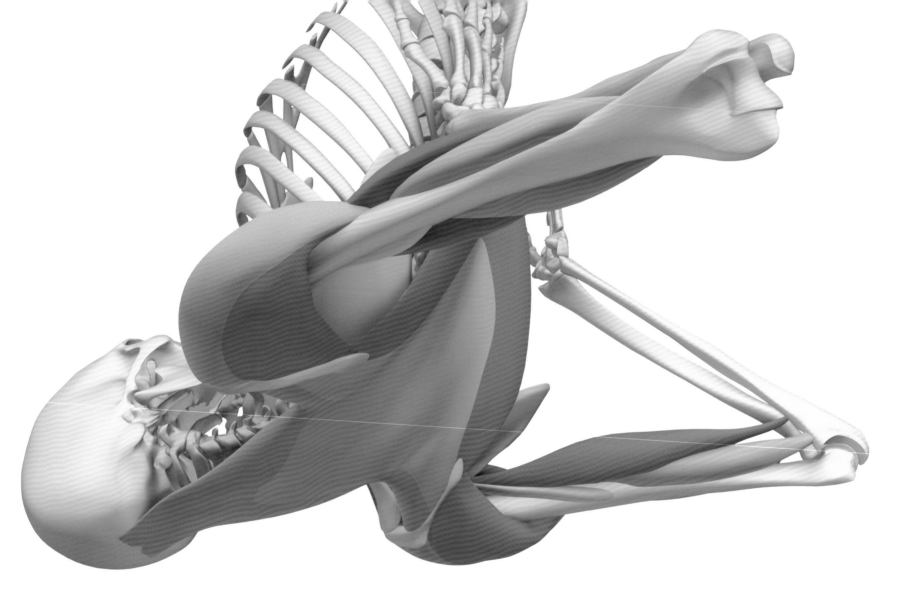

後三角肌收縮，帶動上臂向後伸張、遠離背部。再結合屈肘的動作，協助上提軀幹。

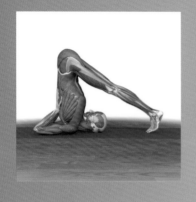

犁式 | *Halasana*
Plow Pose

犁式是恢復體式的一種，通常在練習接近尾聲
做。犁式也是倒立體式。因此，對心血管系統和
腦脊髓液十分有益。

協同和啟動

1. 肱二頭肌屈曲肘關節。雙手壓進背部，打開胸部的同時支撐背部，
   背挺直。

2. 啟動後三角肌，帶動肱骨朝地板伸張，讓背挺更直。

3. 腰方肌和腰肌群一起作用，挺直、穩定下背。

4. 腰肌群和恥骨肌屈曲髖關節。

5. 內收長、短肌把雙腿往中線拉。

6. 啟動股四頭肌以打直膝關節。

7. 脛前肌背曲踝關節。

8. 收縮腓骨長、短肌，帶動足外翻，打開腳底板。

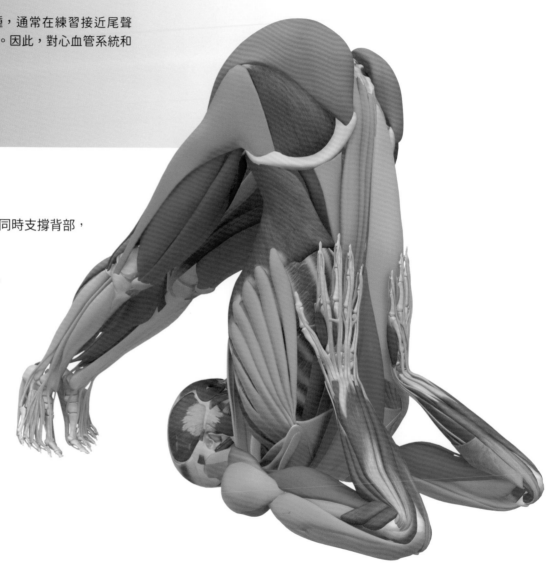

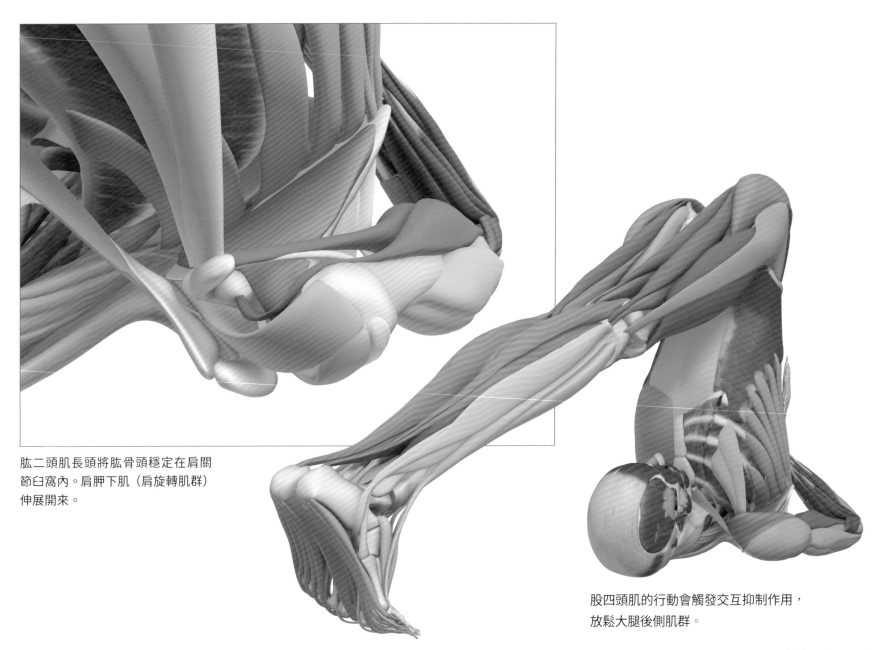

肱二頭肌長頭將肱骨頭穩定在肩關
節臼窩內。肩胛下肌（肩旋轉肌群）
伸展開來。

股四頭肌的行動會觸發交互抑制作用，
放鬆大腿後側肌群。

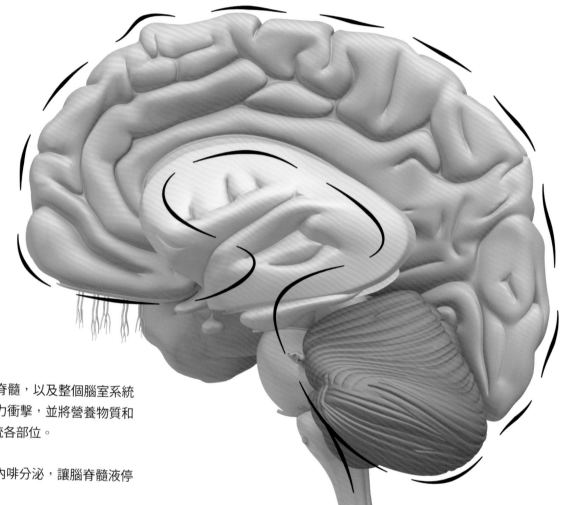

腦脊髓液

腦脊髓液透明無色,在大腦周圍的蜘蛛膜下腔、脊髓,以及整個腦室系統內循環。腦脊髓液是腦部的機械性緩衝,降低外力衝擊,並將營養物質和神經內分泌因子(如腦內啡)輸送到中樞神經系統各部位。

倒轉身體可以改變腦脊髓液流動的方向,刺激腦內啡分泌,讓腦脊髓液停滯區域循環變好。

倒立體式和心血管系統

身體倒立會影響血流，刺激血液從軀幹、下肢經由下腔靜脈回流心臟。當心室充滿血液，心臟運作起來會更有效率，心輸出量也會提高。富含氧氣的血液從心臟流到主動脈，輸往全身。

主動脈和頸動脈有壓力接收器，壓力接收器可以調節血壓，保持平均動脈壓微幅波動。壓力接收器偵測到心輸出量或血壓增加，便向大腦發出信號，啟動副交感神經，減緩心率、降低血壓。反之，血壓低（低血壓），壓力接收器（baroreceptors）的信號減少，心輸出量和血壓隨之上升。最後，心輸出量和血壓達到動態均衡。

血壓正常的人在身體倒轉期間，壓力感受器偵測到變化，於是副交感神經輸出增加（來自迷走神經和舌咽神經），暫時降低心跳和血壓。

退出倒立體式時，動作和緩輕柔，免得頭暈。建議在嬰兒式停留片刻，讓人體血液動力學恢復平衡。

有血壓毛病（含低血壓或青光眼在內）的人，應先請教醫生，不宜擅自練習頭立式、肩立式等倒立動作。

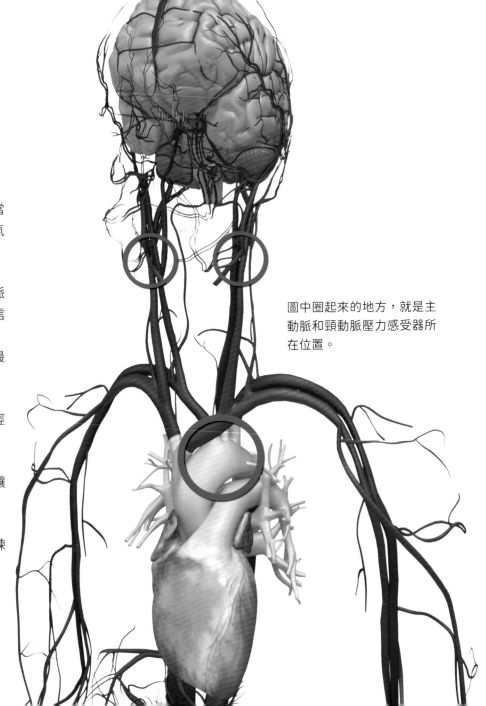

圖中圈起來的地方，就是主動脈和頸動脈壓力感受器所在位置。

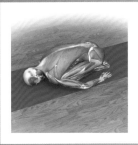

嬰兒式

Balasana
Child's Pose

Page 192

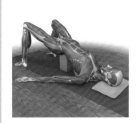

有支撐的橋式

Supported Setu Bandha Sarvangasana
Bridge Pose

Page 194

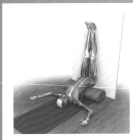

倒箭式

Viparita Karani
Legs-up-the-Wall Pose

Page 196

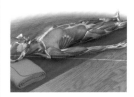

攤屍式

Savasana
Corpse Pose

Page 198

修復體式

Restorative Poses

嬰兒式 *Balasana* —————————— 192

有支撐的橋式
Supported Setu Bandha Sarvangasana —— 194

倒箭式 *Viparita Karani* —————————— 196

攤屍式 *Savasana* —————————————— 198

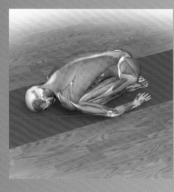

嬰兒式 | *Balasana*
Child's Pose

嬰兒式是個休息體式，練習期間感到疲勞隨時都可以做嬰兒式。在嬰兒式停留期間，身體前側肌肉放鬆的同時，背部肌肉也獲得被動伸展。這個動作會釋放內臟，讓內臟前移，開展胸肺背面。

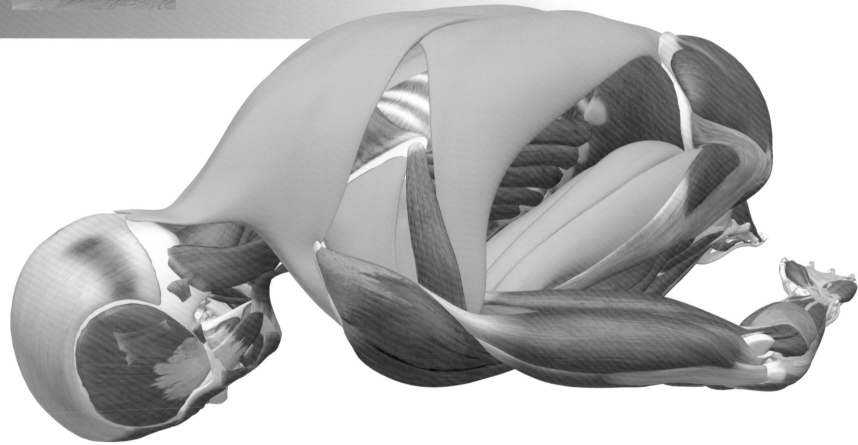

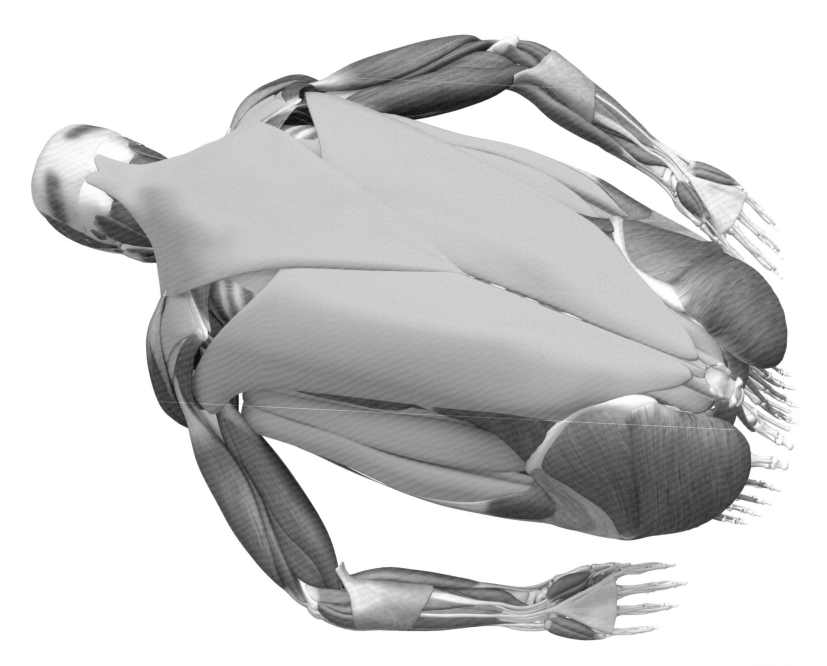

有支撐的橋式

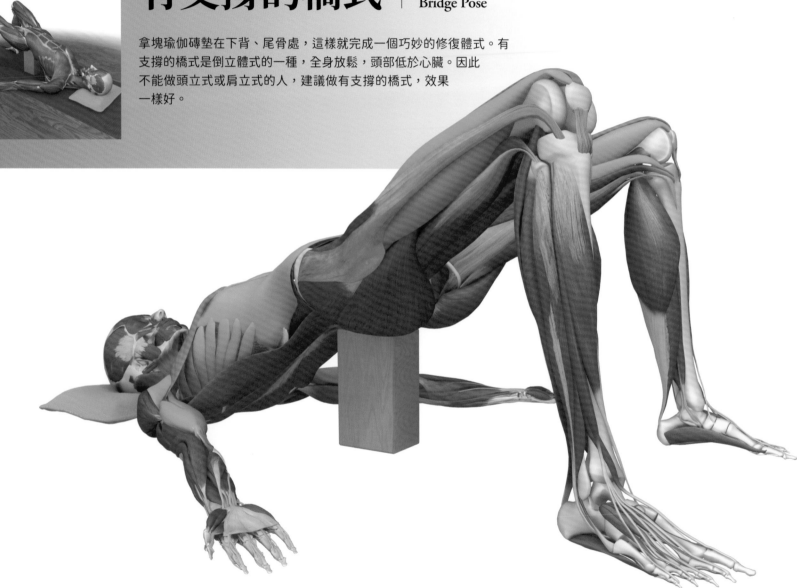

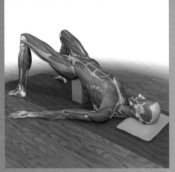

Supported Setu Bandha Sarvangasana

Bridge Pose

拿塊瑜伽磚墊在下背、尾骨處，這樣就完成一個巧妙的修復體式。有支撐的橋式是倒立體式的一種，全身放鬆，頭部低於心臟。因此不能做頭立式或肩立式的人，建議做有支撐的橋式，效果一樣好。

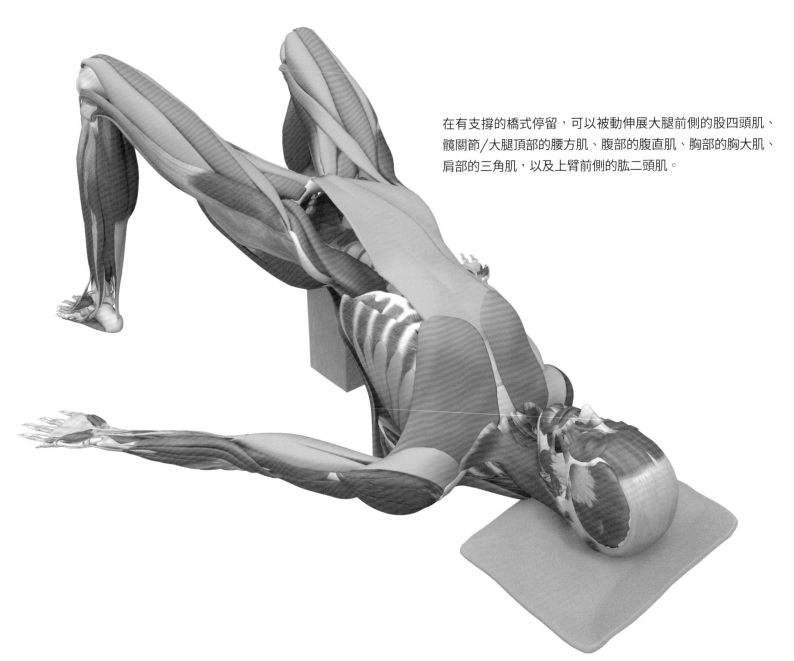

在有支撐的橋式停留，可以被動伸展大腿前側的股四頭肌、
髖關節／大腿頂部的腰方肌、腹部的腹直肌、胸部的胸大肌、
肩部的三角肌，以及上臂前側的肱二頭肌。

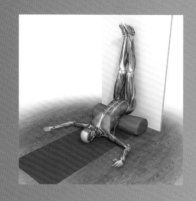

倒箭式 | *Viparita Karani*
Legs-up-the-Wall Pose

在倒箭式，膝關節屈曲，膝關節打直，雙腿靠牆。這個體式也可以離牆練習，骨盆底下墊塊瑜伽磚。腹部處於被動狀態，像湖一般。雙腿後側被動伸展，髖屈肌群放鬆。

倒箭式對心血管的影響，跟其他倒立動作相似，包括驅動血液回流心臟、借助頸動脈和主動脈的壓力感受器活絡副交感神經系統。因此，練習者如果因為頸椎有狀況無法練頭立式或肩立式，倒箭式是很好的替代動作。

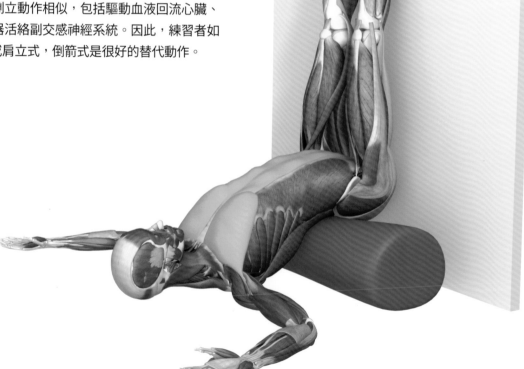

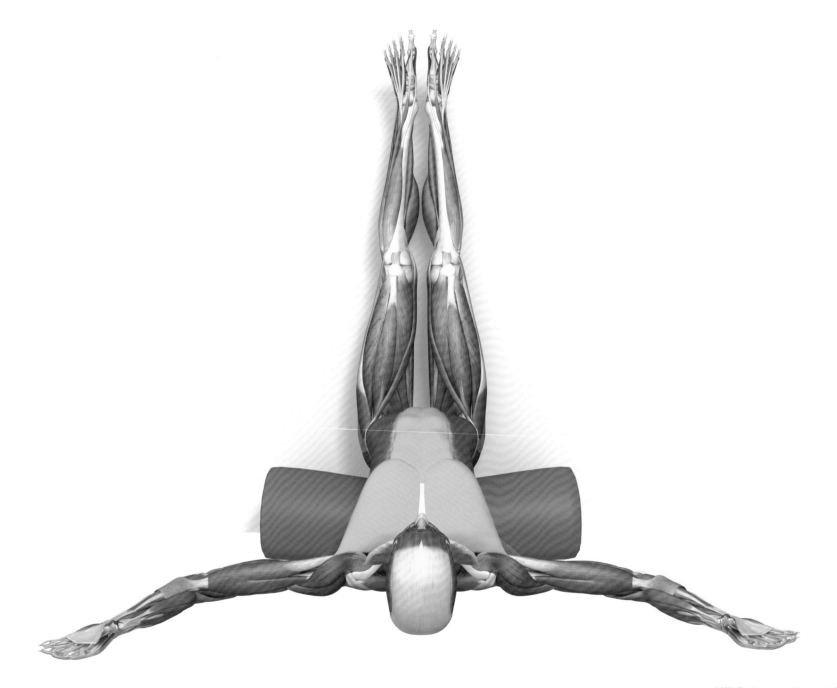

我們都要以攤屍式為每趟練習畫下句點。我們從拜日式開始暖身，重新設定大腦記憶的肌肉長度。接著，我們借助各式體式，拉長關節周遭肌肉，刺激神經傳導，啟動脈輪。最後，倒立體式協助我們跟副交感神經系統重新連上線。現在，準備要進入深層放鬆了。

在攤屍式，θ波模式占主導地位，腦電波以 4-8 赫茲的頻率振動，開啟我們的潛意識直覺，大腦進入深層記憶，與集體無意識相連接。療癒就在此狀態發生。在攤屍式的深度放鬆裡，腦波進入δ波（頻率 0.5-2 赫茲），而δ波正是我們做夢的腦波狀態。

在攤屍式，被動觀想圖中身體上方的精微能量體。

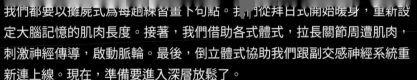

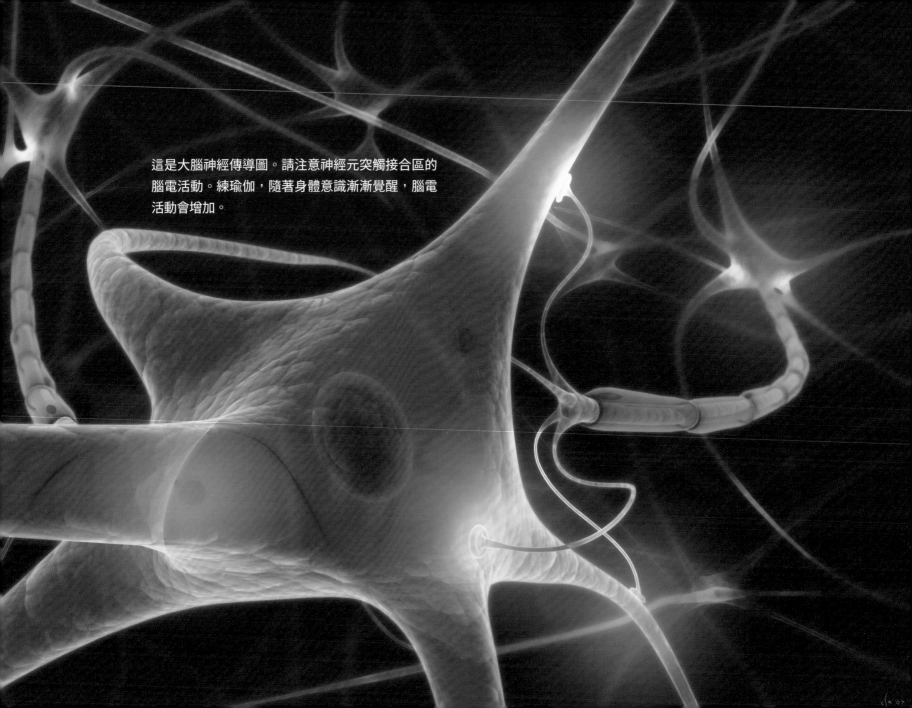

這是大腦神經傳導圖。請注意神經元突觸接合區的腦電活動。練瑜伽，隨著身體意識漸漸覺醒，腦電活動會增加。

附錄 A
人體動作指南
Guide to Body Movement

要認識肌肉骨骼運動，不能不提關節、施力方向和動作平面。解剖平面與方位是爲了描述肌肉骨骼的基本動作而發展出來的慣例，因此，學習這套專有名詞有助於我們分析瑜伽體式和功能。

解剖人體3平面和6大基本動作：

冠狀面（Coronal plane）：身體分成前後兩部。肢體沿冠狀面運動稱爲內收和外展。肢體朝身體中線移動叫內收，遠離中線是外展。

矢狀面（Sagittal plane）：身體分成左右兩半。發生在矢狀面的動作稱爲屈曲和伸張。屈曲通常讓肢體往前移動，但膝關節除外，膝關節屈曲肢體向後移動。伸張則使肢體向後移動。

水平面（Transverse plane）：身體分上下兩半。這個平面上的動作稱爲旋轉。旋轉又分爲內旋（轉向中線）和外旋（轉離中線）。

人體所有動作，皆由這六大基本運動組合而成。

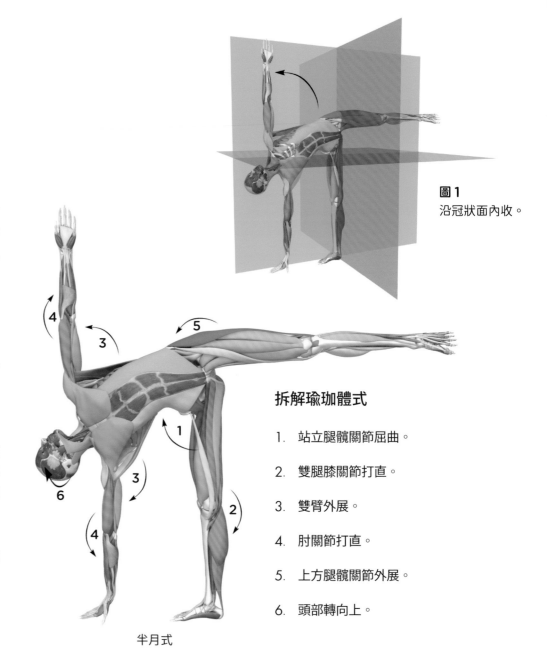

圖1
沿冠狀面內收。

半月式

拆解瑜珈體式

1. 站立腿髖關節屈曲。

2. 雙腿膝關節打直。

3. 雙臂外展。

4. 肘關節打直。

5. 上方腿髖關節外展。

6. 頭部轉向上。

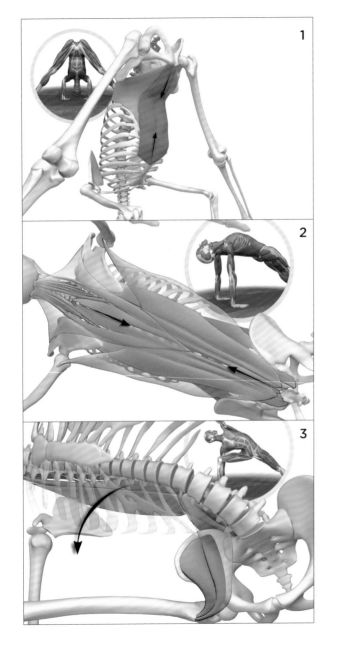

軀幹

圖1 | 屈曲軀幹

軀幹前屈或前彎會用到的腹部肌肉有:

- 腹直肌:呈寬扁狀,從肋骨前側延伸至骨盆前部的恥骨處。
- 腹斜肌:包括腹內斜肌、腹外斜肌,肌肉纖維呈斜對角走向,從肋骨側面延伸至骨盆的髂骨。
- 腹橫肌:最內層腹部肌肉,從下肋骨延伸到骨盆。

圖2 | 伸張軀幹

伸張軀幹或凹背的肌肉有:

- 腰方肌:腰椎兩側深層矩形肌肉,從骨盆後部頂端,延伸到下肋骨和上腰椎。
- 豎脊肌:帶狀肌群,縱走於背部,與脊椎平行。
- 背闊肌:大塊扁平肌肉,從骨盆後側和下背部延伸到上臂骨(肱骨)。
- 斜方肌:梯形肌肉,從腰椎頂部,往上包覆肩胛骨,一直延伸到後頸部。

圖3 | 側屈軀幹

軀幹側彎會用到的肌肉有:

- 腰肌群:包括髂肌和腰大肌,從腰椎和骨盆內側延伸到大腿骨(股骨)上方內側。
- 腰方肌:深層矩形肌肉,分布於腰椎兩側,從骨盆後部頂端延伸到下肋骨和下腰椎。
- 豎脊肌(背部單側):帶狀肌群,縱走於背部,與脊椎平行。

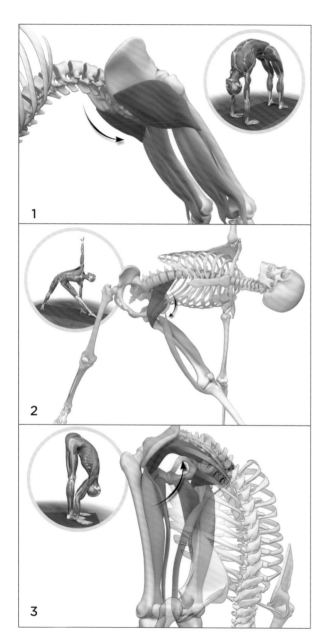

骨盆

圖1│後傾——骨盆向後、向下傾斜

骨盆後傾會用到的肌肉有：

- 臀大肌：臀部大塊肌肉，起於骨盆後部，止於大腿骨（股骨）側面。臀大肌部分纖維附著在髂脛束（從髖關節延伸到膝關節的薄片狀肌腱），。
- 大腿後側肌群：4束長條狀肌肉組成，起於骨盆後部的坐骨結節，止於小腿骨（脛骨和腓骨）的頂部。

圖2│前傾——骨盆向前傾斜

骨盆前傾會用到的肌肉有：

- 腰肌群：包括髂肌和腰大肌，從腰椎和骨盆內側一直延伸到大腿骨（股骨）的內側上部。
- 股直肌：長管狀肌肉，是股四頭肌的一部分，從骨盆前方一直延伸到膝蓋骨。
- 縫匠肌：一塊狹長的帶狀肌肉，斜穿過大腿表面，從骨盆前方一直延伸到膝蓋內側。

髖關節

圖3│屈曲髖關節

髖關節屈曲往軀幹前側會用到的肌肉有：

- 腰肌群：包括髂肌和腰大肌，從腰椎和骨盆內側延伸至大腿骨（股骨）上方內側。
- 股直肌：長條形肌肉束，股四頭肌其中一塊肌肉，從骨盆前側一直延伸到膝蓋骨。
- 縫匠肌：狹長型帶狀肌肉，從骨盆前側，沿著大腿表面斜走到膝關節內側。
- 恥骨肌：扁平帶狀肌肉，從骨盆前側到大腿骨內側。
- 內收長、短肌：從骨盆前側延伸至股骨內側的狹長型扁平肌肉。

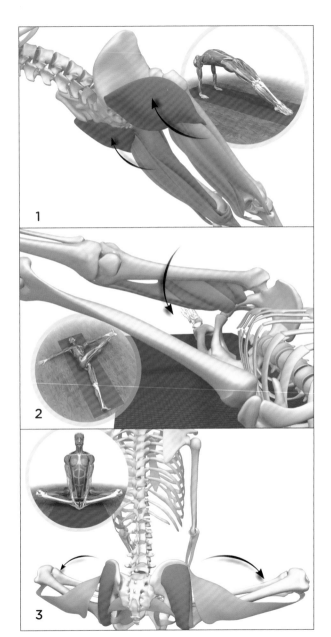

圖1 | 伸張髖關節

伸張髖關節、打開骨盆前側的肌肉有：

- 臀大肌：體積大，占整個臀部最大比例，起於骨盆後部，止於大腿骨（股骨）側面。部分纖維附著在髂脛束；髂脛束是由結締組織所組成的片狀結構，從髖關節延伸到膝關節。
- 大腿後側肌群：4條長條型肌肉束，3條起於骨盆後部坐骨處，1條起於股骨，止於小腿骨（脛骨和腓骨）頂部。

圖2 | 內收——將大腿拉往中線

內收大腿需要用到的肌肉有：

- 內收肌群：從骨盆前側下部延伸至大腿內側的3束肌肉。這3束肌肉從骨盆前側到後側依序為內收長肌、內收短肌、內收大肌。
- 恥骨肌：扁平帶狀肌肉，從骨盆前側延伸至大腿骨內側。
- 股薄肌：扁平帶狀肌肉，從骨盆前下方延伸到小腿內側。

圖3 | 外展——將大腿拉離中線

外展大腿需要用到的肌肉有：

- 臀中肌和臀小肌：這2塊肌肉位於臀部側面，從骨盆側面延伸到大腿骨外側的大轉子（股骨頂部圓球型突起構造）。
- 闊筋膜張肌：長條狀肌腱，起於骨盆側面，止於小腿骨主幹（脛骨）前側。
- 梨狀肌：呈金字塔形，小小1束，從骨盆內側延伸至股骨外側的頂端部位（股骨大轉子內側）。
- 閉孔內肌：狹長型肌肉，從骨盆內側延伸至股骨頂端外側（大轉子）。

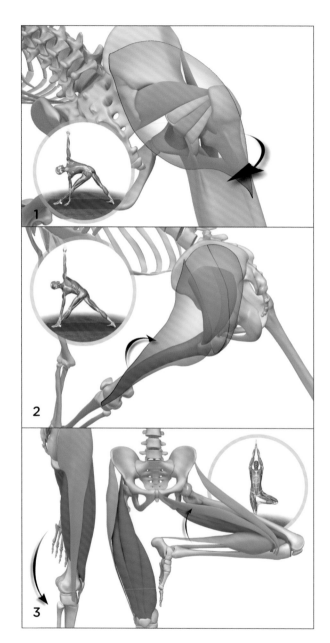

圖1｜外旋——把大腿向外轉

外旋大腿需要用到的肌肉有：

- 臀大肌：體積大，占整個臀部最大比例，起於骨盆後部，止於大腿骨（股骨）側面。部分纖維附著在髂脛束；髂脛束是由結締組織所組成的片狀結構，從髖關節延伸到膝關節。
- 內收大肌：內收大肌是內收肌群當中最大的一塊肌肉，從骨盆後下部接近坐骨處，延伸到股骨內側接近膝蓋處。
- 深層外旋肌：梨狀肌、閉孔肌、孖肌和股方肌。位於臀部深處，止於股骨頂部。
- 縫匠肌：狹長型帶狀肌肉，從骨盆前側，斜穿過大腿表面，延伸到膝蓋內側。

圖2｜內旋——將大腿向內轉

內旋大腿需要用到的肌肉有：

- 闊筋膜張肌：起於骨盆側面，最後匯入長條帶狀肌腱（髂脛束），止於小腿骨主幹（脛骨）前側。
- 臀中肌：位在臀部側面，從骨盆側面延伸到大腿骨外側，也就是股骨大轉子（股骨頂端圓球型突起構造）。

膝關節

圖3（右腳）｜伸張——腿打直

膝關節伸張或打直會用到的肌肉有：

- 股四頭肌：位於大腿前側，故顧名思義有4個頭，其中3個頭從股骨延伸至膝蓋骨，1個頭從骨盆延伸至膝蓋骨（並延伸至小腿）。
- 闊筋膜張肌：起於骨盆側面，最後匯入長條形帶狀肌腱（髂脛束），止於小腿主幹（脛骨）前側。闊筋膜張肌協助最後30度的伸膝動作。

圖3（左腳）｜屈曲——腿彎曲

屈膝動作會用到的肌肉有：

- 大腿後側肌群：由4條長條型肌肉束組成，其中3束起於骨盆後部的坐骨，1束起於股骨，止於小腿骨（脛骨和腓骨）的頂部。
- 縫匠肌：狹長形帶狀肌肉，從大腿前側斜穿而過。大腿內側的股薄肌也會發揮作用。
- 腓腸肌：小腿肚最大束肌肉。

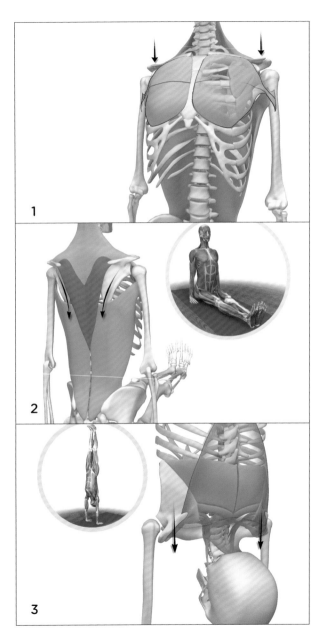

肩帶

圖1｜肩胛骨下壓——將肩膀拉離頸部

肩胛骨下壓會用的前胸肌肉：

- 胸大肌胸骨部：寬扁狀前胸肌肉，胸骨部位在胸肌下半部，從胸部中央的胸骨一直延伸到肱骨上部內側。
- 胸小肌：帶狀小肌肉，胸大肌覆蓋其上，從上肋骨延伸到肩胛骨前側的喙突。

圖2｜

肩胛骨下壓會用到的背部肌肉：

- 背闊肌：扁平狀大肌肉，從骨盆後部和下背部一直延伸到上臂骨（肱骨）。
- 斜方肌下⅓段（又稱下斜方肌）：呈梯形，起於腰椎頂部，跨過肩胛骨，一直延伸到後頸部。

圖3｜上提或抬高肩帶

上提或抬高肩帶會用到的肌肉有：

- 斜方肌上⅓段（上斜方肌）：梯形肌肉，起於腰椎頂部，跨過肩胛骨，一直延伸到後頸部。
- 提肩胛肌：管狀小肌肉群，從肩胛骨頂部一直延伸到頸椎（第1-4節脊椎）兩側。
- 菱形肌：扁平狀肌肉，分成大菱形肌和小菱形肌，從肩胛骨內緣一直延伸到背部中線脊椎處。

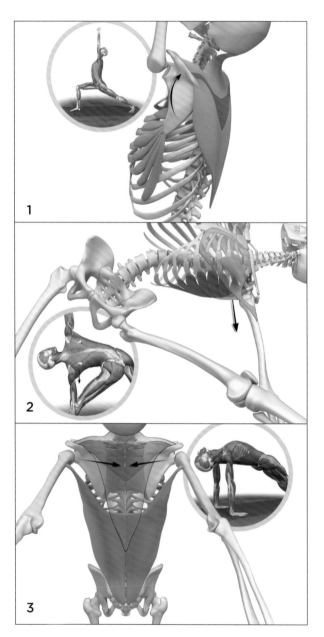

圖1｜肩胛骨上旋

肩胛骨向上轉動會用到的肌肉：

- 前鋸肌：扁平條狀肌群，從肩胛骨內緣內表面，延伸到肋骨前部。
- 斜方肌上⅓段、中⅓段（上斜方肌、中斜方肌）：呈梯形，從腰椎頂部跨過肩胛骨，一直延伸到後頸部。

圖2｜前突或外展——將肩胛骨移離中線

肩胛骨前突會用到的肌肉有：

- 前鋸肌：狹窄扁平肌群，從肩胛骨內緣內表面，延伸至肋骨前部。
- 胸大肌：寬扁狀前胸肌肉，部分纖維始於胸部中央的胸骨，部分起於鎖骨，止端位於肱骨上方內側。
- 胸小肌：位在胸大肌深層，帶狀肌肉束，從上肋骨一直延伸到肩胛骨前側的喙突。

圖3｜後縮——將肩胛骨拉向背部中線

肩胛骨後縮會用到的肌肉有：

- 菱形肌：2束扁平狀肌肉，分為大菱形肌和小菱形肌，從肩胛骨內緣，延伸到背部中線脊柱。
- 斜方肌中⅓段（中斜方肌）：呈梯形，從腰椎頂部，跨越肩胛骨，一直延伸到後頸部。
- 背闊肌：大塊扁平肌肉，從骨盆後部和下背部，一直延伸到上臂骨（肱骨）。

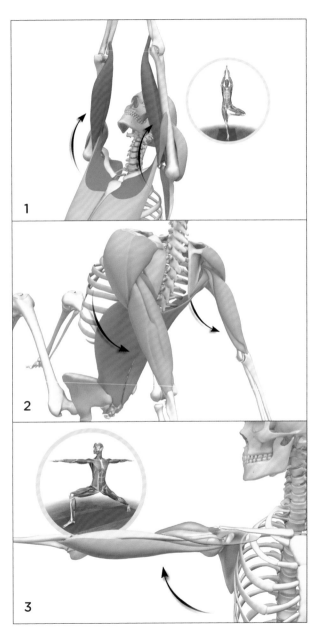

肩關節和上臂

圖1 | 屈曲──手臂高舉過頭

屈曲手臂（肩關節）會用到的肌肉有：

- 三角肌前束：覆蓋肩膀的大肌肉，從肩胛骨和鎖骨頂部，一直延伸到肱骨外側。
- 肱二頭肌：上臂前側的大肌肉。
- 喙肱肌：從喙突延伸到肱骨中段的細管狀肌肉。
- 胸大肌（胸鎖部或上部）：寬扁狀前胸肌肉束，從胸部中央的胸骨和鎖骨，延伸到肱骨上方內側。

圖2 | 伸張──手臂後移

手臂後移（肩關節伸張）會用到的肌肉有：

- 肱三頭肌（長頭肌）：上臂後側的3頭大肌肉。長頭起於肩臼窩下緣，止於尺骨（前臂骨）的鷹嘴突。
- 背闊肌：大塊扁平肌肉，從骨盆後部和下背，一直延伸到上臂骨（肱骨）。
- 三角肌後⅓（後三角肌）：覆蓋整個肩膀，從肩胛骨和鎖骨頂部，一直延伸到肱骨外側。

圖3 | 外展──手臂移離中線

外展手臂會用到的肌肉有：

- 側三角肌：三角肌覆蓋肩膀表面，從肩胛骨和鎖骨頂部一直延伸到肱骨外側，分為前束、側束、後束。
- 肱二頭肌長頭：肱二頭肌是上臂前側的大肌肉，分為長頭和短頭。長頭起自肩臼窩（肩盂）頂部，短頭起自肩胛骨前側的喙突。長、短兩頭交匯，止於前臂橈骨。
- 棘上肌：這塊肌肉從肩胛棘上窩，延伸至肱骨頭，啟動上臂外展動作。

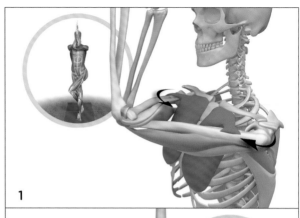

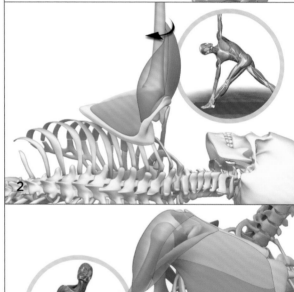

圖1│內收——手臂移向身體中線

手臂內收會用到的肌肉有：

- 胸大肌：這塊前胸肌肉呈寬扁狀，胸肋部起於胸部中央，鎖骨部起於鎖骨，一直延伸到肱骨上方內側。
- 大圓肌：這條狹長型帶狀肌肉束，從肩胛骨下緣延伸至肱骨。
- 背闊肌：這塊扁平大肌肉從骨盆後部和下背部，延伸至上臂骨（肱骨）。
- 肱三頭肌長頭：肱三頭肌是上臂後側的大肌肉，有3個頭，長頭始於肩臼窩下緣，內側頭和外側頭起自肱骨，止於前臂尺骨。

圖2│外旋——手臂向外轉

外旋上臂（肱骨）的肌肉有：

- 三角肌後⅓束（後三角肌）：三角肌覆蓋整個肩膀，從肩胛骨和鎖骨的頂部，一直延伸到肱骨外側，分為前束、側束、後束。
- 棘下肌：從肩胛棘下窩，延伸至肱骨頭。
- 小圓肌：這條狹長形小肌肉，起於肩胛骨外側下緣，延伸到肱骨頭，止端位在棘下肌下層。

圖3│內旋——手臂向內轉

帶動手臂向內轉（內旋）的肌肉有：

- 胸大肌胸肋部。胸肋部位在這塊寬扁狀前胸肌肉的下部，從胸部中央的胸骨一直延伸到肱骨上方內側。
- 前三角肌。三角肌覆蓋整著肩膀，從肩胛骨和鎖骨的頂部一直延伸到肱骨外側，分為前束、側束和後束。
- 肩胛下肌：扇形扁平肌肉，始於肩胛骨前表面，通過肩關節前方，附著於肱骨頭的球形突起，也就是肱骨小結節。
- 背闊肌：大塊扁平肌肉，從骨盆後部和下背部，延伸至上臂骨（肱骨）。
- 大圓肌：狹長形帶狀肌肉，從肩胛骨下緣延伸至肱骨。

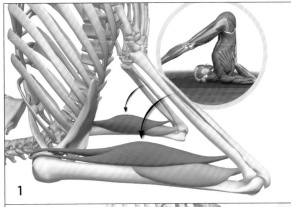

1

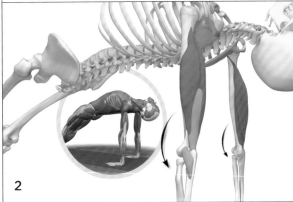

2

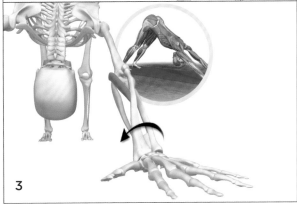

3

肘關節

圖1 | 彎曲（屈曲）肘關節

彎曲（屈曲）肘關節會用到的肌肉有：

- 肱二頭肌：上臂前側的肌肉，顧名思義有兩個頭，長頭起於肩臼窩（肩盂）頂部。短頭起於肩胛骨前側的喙突。兩條纖維束交匯，止於前臂橈骨上。
- 肱肌：位於肱骨前側、肘關節上方、肱二頭肌底層，起於肱骨，止於前臂尺骨。

圖2 | 打直（伸張）肘關節

打直肘關節會用到的肌肉有：

- 肱三頭肌：上臂後側的大肌肉，有3個頭，長頭始於肩臼窩下緣，內側頭和外側頭起自於肱骨，止端位在前臂的尺骨。
- 肘肌：肘關節外側的小肌肉，從肘關節外髁後部，延伸至前臂尺骨。

前臂

圖3 | 前臂旋前 —— 掌心向下翻

前臂旋前會用到的肌肉有：

- 旋前圓肌：扁平帶狀肌肉，起自手肘內側肱骨處，跨過肘關節，止端位在前臂橈骨幹。
- 旋前方肌：前臂這塊方形扁平肌肉，是前臂骨、橈骨和尺骨的橋梁。

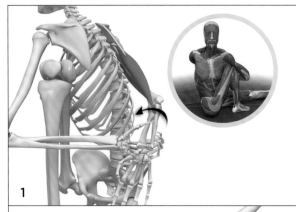

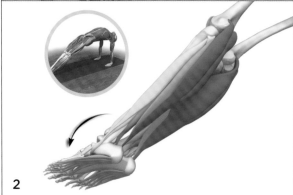

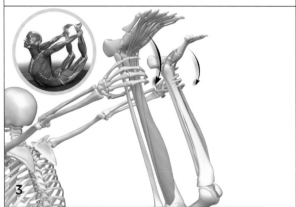

圖1│前臂旋後——掌心向上翻

前臂旋後會用到的肌肉有：

1. 肱二頭肌：上臂骨前側的大肌肉，分長、短2個頭。長頭起於肩臼窩（肩盂）頂部。短頭起自肩胛骨前側的喙突。兩條肌束交匯，止於前臂的橈骨。
2. 旋後肌：薄片狀肌肉，淺頭始於肱骨外上髁，深頭起自尺骨旋後嵴，旋後肌繞著橈骨往下走，止於橈骨近外側。

踝關節

圖2│蹠屈——腳掌下壓

足蹠屈會用到的肌肉有：

1. 腓腸肌：雙頭的大肌肉，起自於股骨後側，匯入阿基里斯腱（跟腱），止於後腳跟（跟骨）。
2. 比目魚肌：位於腓腸肌的下層，起自於脛骨，匯入阿基里斯腱（跟腱），止於後腳跟（跟骨）。
3. 腓骨長、短肌：細長條管狀肌肉束，起自於腓骨側面，止於腳底和腳外側。
4. 脛後肌：小腿肚深層肌肉，起自脛骨後側，包覆腳踝內側，止於腳底。
5. 屈拇趾長肌：起自於腓骨後側的深層肌肉，包覆腳踝內側，止於大腳趾底部。

圖3│背屈——足背拉向脛骨

足背屈會用到的肌肉有：

1. 脛前肌：長條狀扁平肌肉束，起於脛骨前方，止於足內側表面。
2. 伸拇趾長肌：管狀小肌肉，位在脛前肌底層，起自於腓骨，止於大拇趾。
3. 伸趾長肌：呈細長條，起自徑骨外側，止於腳趾趾背。

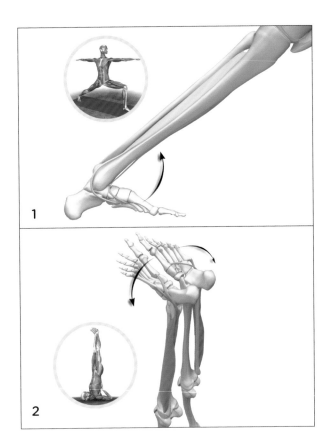

圖1 │ 足內翻──腳內傾

足內翻會用到的肌肉有：

1. 脛前肌：長條狀扁平肌肉，起自於脛骨前側，止於腳掌內側表面。

2. 脛後肌：起自脛骨後側的深層肌肉，包覆腳踝內側，止於腳掌底部。

圖2 │ 足外翻──腳外傾

足外翻會用的肌肉有：

1. 腓骨長、短肌：細長條管狀肌肉束，兩束肌肉都起自腓骨側面，腓骨長肌止於腳底，腓骨短肌止於腳外側。

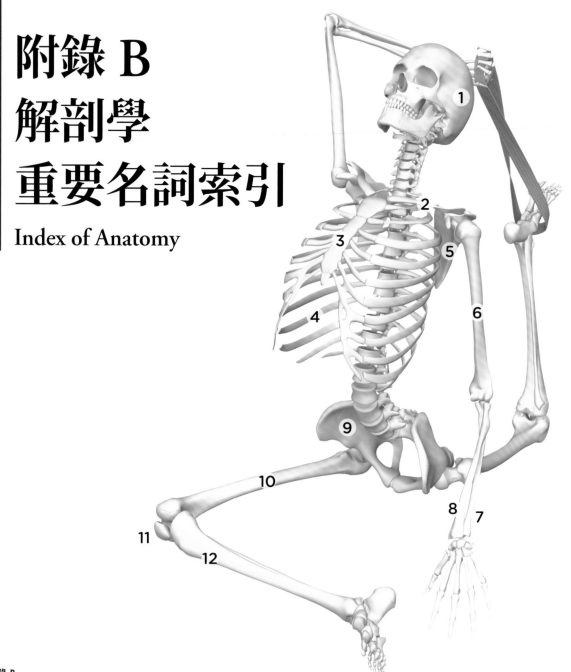

附錄 B
解剖學
重要名詞索引

Index of Anatomy

1. 顱骨（頭骨） skull

2. 鎖骨 clavicle

3. 胸骨 sternum

4. 肋骨（胸廓） ribcage

5. 肩胛骨 scapula

6. 肱骨 humerus

7. 尺骨 ulna

8. 橈骨 radius

9. 髂嵴 iliac crest

10. 股骨 femur

11. 臏骨 patella

12. 脛骨 tibia

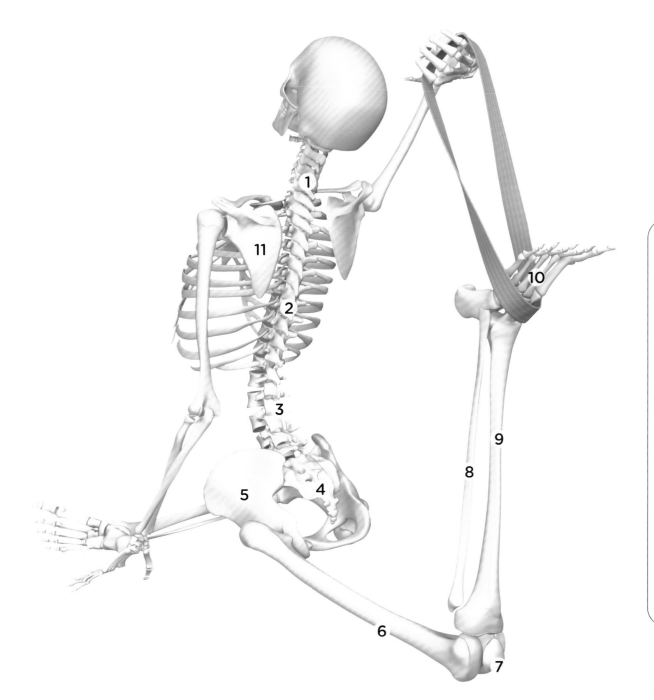

1. 頸椎　cervical spine

2. 胸椎　thoracic spine

3. 腰椎　lumbar spine

4. 薦骨　sacrum

5. 髂骨　iliac bone

6. 股骨　femur

7. 臏骨　patella

8. 腓骨　fibula

9. 脛骨　tibia

10. 蹠骨　metatarsals

11. 肩胛骨　scapula

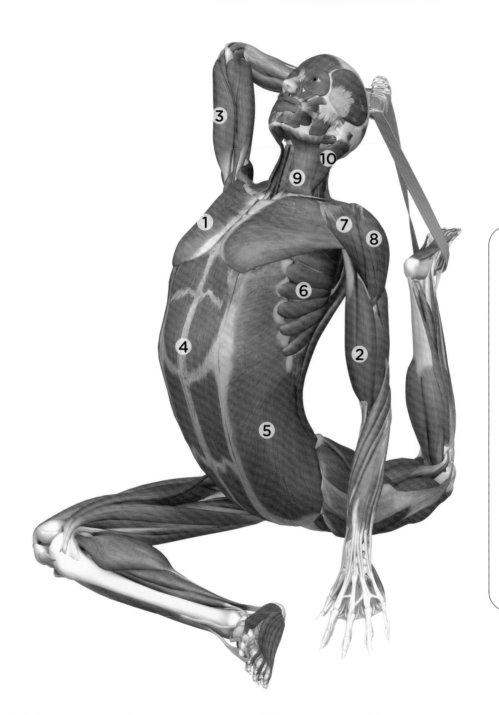

1. 胸大肌　pectoralis major

2. 肱二頭肌　biceps

3. 肱三頭肌　triceps

4. 腹直肌　rectus abdominis

5. 腹外斜肌　external oblique

6. 前鋸肌　serratus anterior

7. 前三角肌　anterior deltoid

8. 側三角肌　lateral deltoid

9. 頸闊肌　platysmus

10. 胸鎖乳突肌　sternocleidomastoid

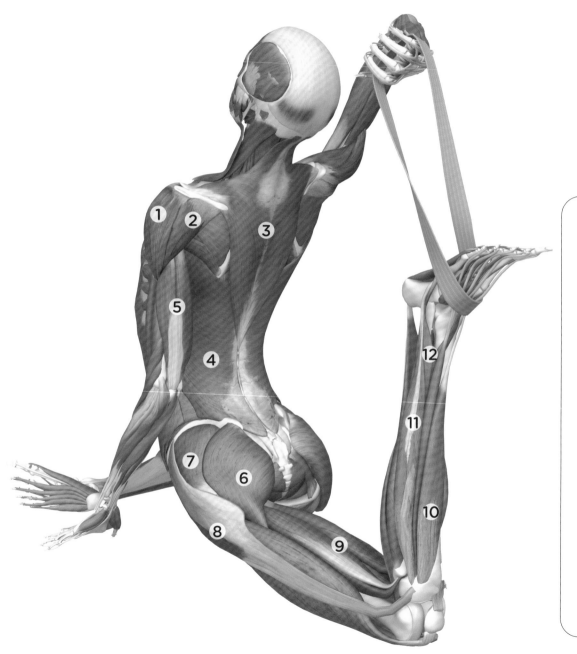

1. 側三角肌　lateral deltoid

2. 後三角肌　posterior deltoid

3. 斜方肌　trapezius

4. 背闊肌　latissimus dorsi

5. 肱三頭肌　triceps

6. 臀大肌　gluteus maximus

7. 臀中肌　gluteus medius

8. 闊筋膜張肌　tensor fascia lata

9. 大腿後側肌群　hamstrings

10. 脛前肌　tibialis anterior

11. 腓骨長肌　peroneus longus

12. 腓骨短肌　peroneus brevis

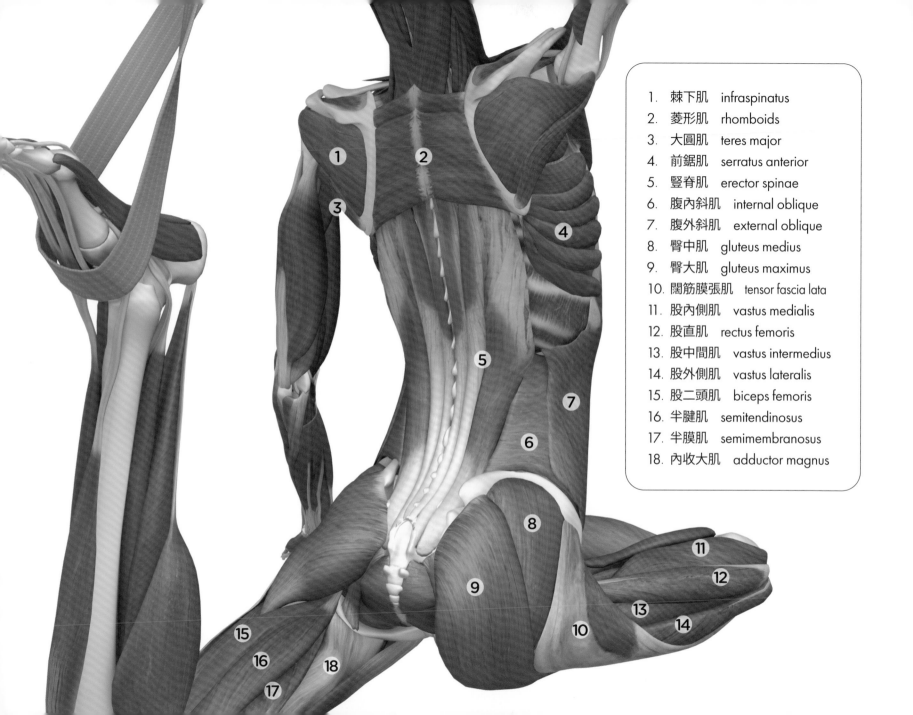

1. 棘下肌　infraspinatus
2. 菱形肌　rhomboids
3. 大圓肌　teres major
4. 前鋸肌　serratus anterior
5. 豎脊肌　erector spinae
6. 腹內斜肌　internal oblique
7. 腹外斜肌　external oblique
8. 臀中肌　gluteus medius
9. 臀大肌　gluteus maximus
10. 闊筋膜張肌　tensor fascia lata
11. 股內側肌　vastus medialis
12. 股直肌　rectus femoris
13. 股中間肌　vastus intermedius
14. 股外側肌　vastus lateralis
15. 股二頭肌　biceps femoris
16. 半腱肌　semitendinosus
17. 半膜肌　semimembranosus
18. 內收大肌　adductor magnus

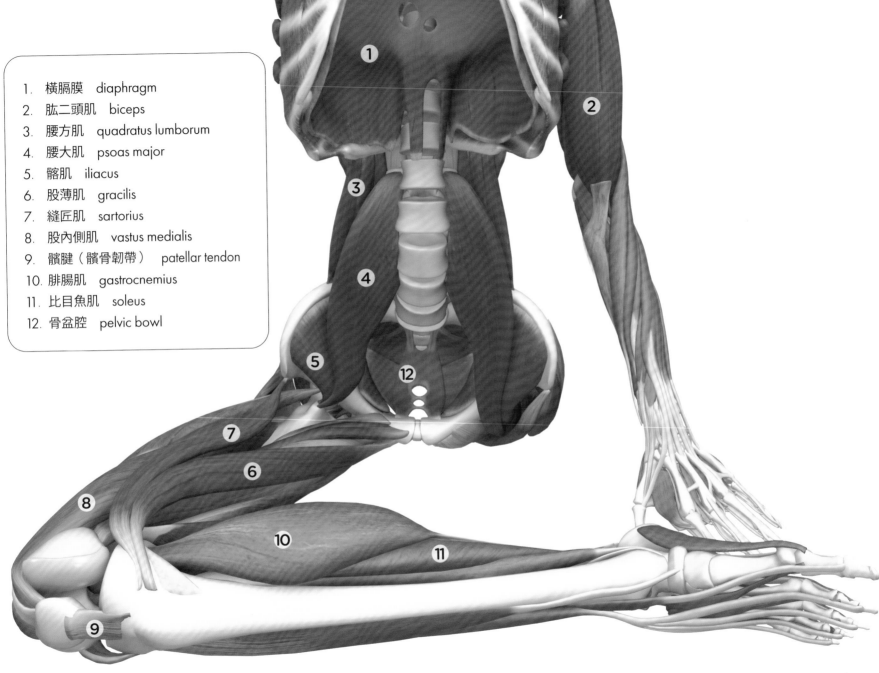

1. 橫膈膜　diaphragm
2. 肱二頭肌　biceps
3. 腰方肌　quadratus lumborum
4. 腰大肌　psoas major
5. 髂肌　iliacus
6. 股薄肌　gracilis
7. 縫匠肌　sartorius
8. 股內側肌　vastus medialis
9. 髕腱（髕骨韌帶）　patellar tendon
10. 腓腸肌　gastrocnemius
11. 比目魚肌　soleus
12. 骨盆腔　pelvic bowl

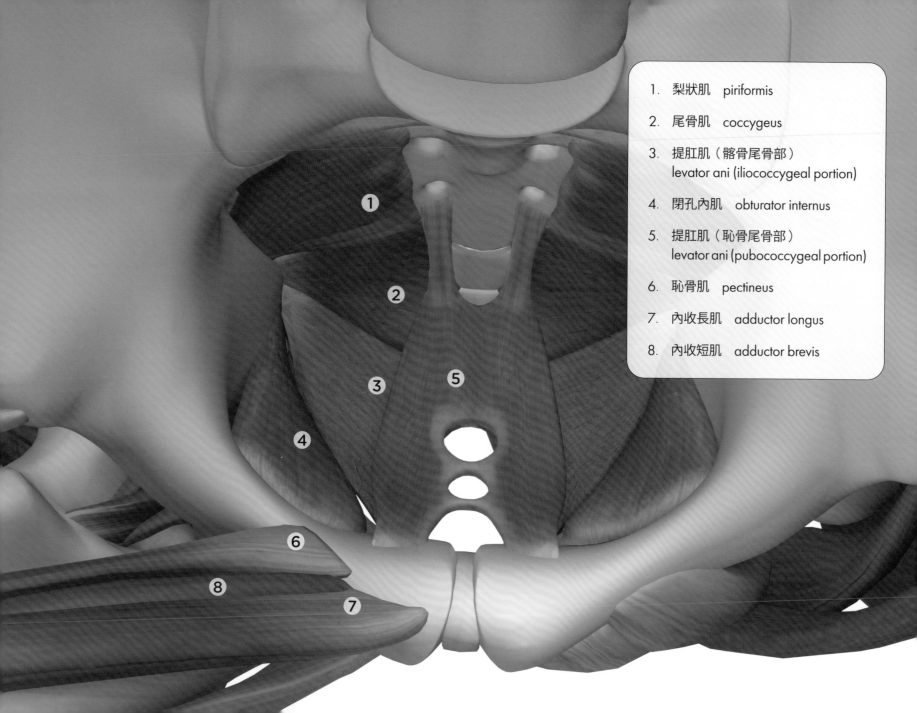

1. 梨狀肌　piriformis

2. 尾骨肌　coccygeus

3. 提肛肌（髂骨尾骨部）
   levator ani (iliococcygeal portion)

4. 閉孔內肌　obturator internus

5. 提肛肌（恥骨尾骨部）
   levator ani (pubococcygeal portion)

6. 恥骨肌　pectineus

7. 內收長肌　adductor longus

8. 內收短肌　adductor brevis

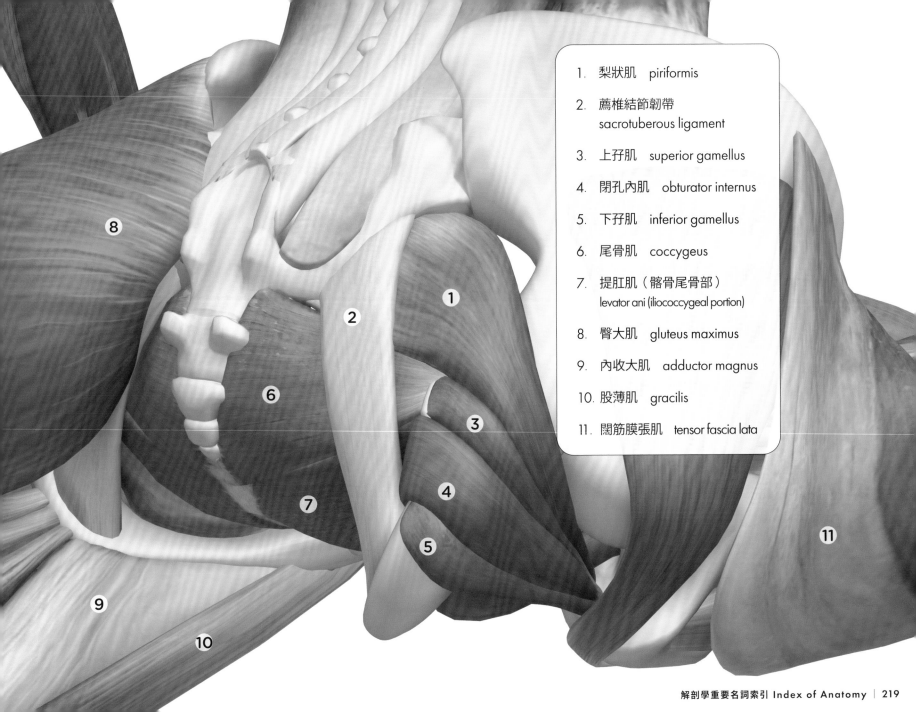

1. 梨狀肌　piriformis

2. 薦椎結節韌帶
   sacrotuberous ligament

3. 上孖肌　superior gamellus

4. 閉孔內肌　obturator internus

5. 下孖肌　inferior gamellus

6. 尾骨肌　coccygeus

7. 提肛肌（髂骨尾骨部）
   levator ani (iliococcygeal portion)

8. 臀大肌　gluteus maximus

9. 內收大肌　adductor magnus

10. 股薄肌　gracilis

11. 闊筋膜張肌　tensor fascia lata

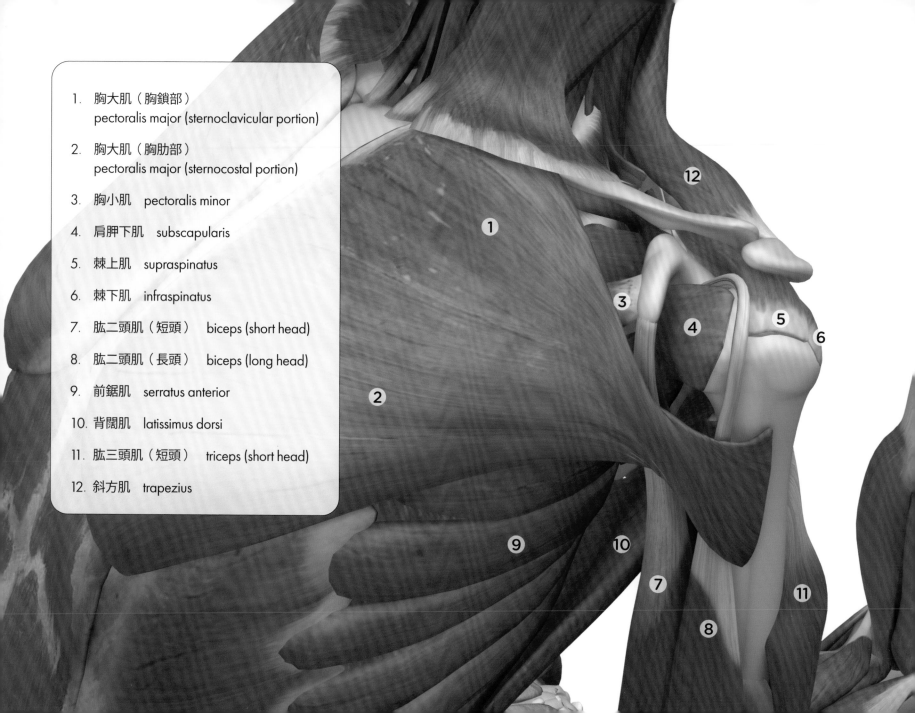

1. 胸大肌（胸鎖部）
   pectoralis major (sternoclavicular portion)

2. 胸大肌（胸肋部）
   pectoralis major (sternocostal portion)

3. 胸小肌　pectoralis minor

4. 肩胛下肌　subscapularis

5. 棘上肌　supraspinatus

6. 棘下肌　infraspinatus

7. 肱二頭肌（短頭）　biceps (short head)

8. 肱二頭肌（長頭）　biceps (long head)

9. 前鋸肌　serratus anterior

10. 背闊肌　latissimus dorsi

11. 肱三頭肌（短頭）　triceps (short head)

12. 斜方肌　trapezius

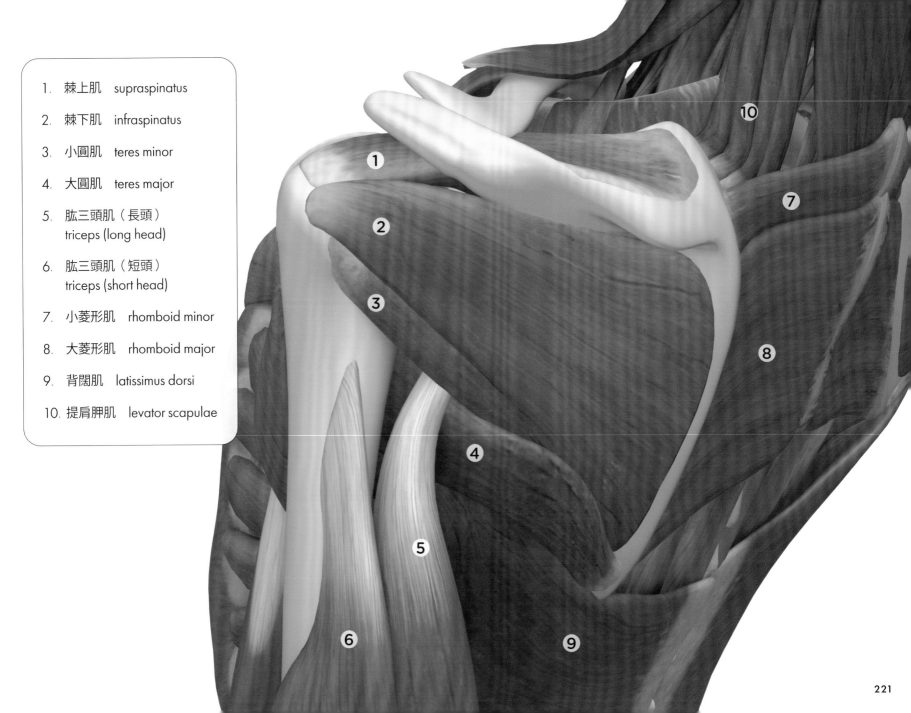

1. 棘上肌　supraspinatus

2. 棘下肌　infraspinatus

3. 小圓肌　teres minor

4. 大圓肌　teres major

5. 肱三頭肌（長頭）
   triceps (long head)

6. 肱三頭肌（短頭）
   triceps (short head)

7. 小菱形肌　rhomboid minor

8. 大菱形肌　rhomboid major

9. 背闊肌　latissimus dorsi

10. 提肩胛肌　levator scapulae

附錄 C
體式中梵英文對照

Index of Poses

三角式　*Utthita Trikonasana*　Triangle Pose

上弓式　*Urdhva Danurasana*　Upward Facing Bow Pose

上犬式　*Urdhva Mukha Svanasana*　Upward Facing Dog Pose

下犬式　*Adho Mukha Svanasana*　Downward Facing Dog

山式　*Tadasana*　Mountain Pose

弓式　*Danurasana*　Bow Pose

反轉三角式　*Parivrtta Trikonasana*　Revolving Triangle Pose

孔雀式　*Pincha Mayurasana*　Feather Pose

手倒立式　*Adho Mukha Vrksasana*　Full Arm Balance

牛面式　*Gomukhasana*　Cow's Face Pose

加強分腿前屈伸展式
Prasarita Padottanasana　Spread Feet Intense Stretch Pose

加強前屈伸展式　*Uttanasana*　Intense Forward-Bending Pose

加強背部伸展式　*Paschimottanasana*　Intense Stretch to the West Pose

加強側伸展式　*Parsvottanasana*　Intense Side Stretch Pose

半月式　*Ardha Chandrasana*　Half Moon Pose

半英雄面碰膝加強背部伸展式　*Trianga Mukhaikapada Paschimottanasana*
Three Limbs Face One Foot Pose

半魚王　*Ardha Matsyendrasana*　Lord of the Fishes Pose

半蓮花加強背部伸展式　*Ardha Baddha Padma Paschimottanasana*
Half-Bound Lotus Forward Bend

四肢支撐式　*Chaturanga Dandasana*　Four Limb Staff Pose

仰臥手抓腳趾伸展一式　*Supta Padangusthasana A*　Sleeping Big Toe Pose A

仰臥手抓腳趾伸展二式　*Supta Padangusthasana B*　Sleeping Big Toe Pose B

仰臥手抓腳趾伸展式（扭轉變化式）
Supta Padangusthasana (Revolving Variation)

仰臥手抓腳趾伸展式（屈膝版）
Supta Padangusthasana (Bent Knee Version)

有支撐的橋式　*Supported Setu Bandha Sarvangasana*　Bridge Pose

坐椅式　*Utkatasana*　Chair Pose

扭轉側角式　*Parivrtta Parsvakonasana*
Revolving Lateral Angle Pose (Lunge Variation)

扭轉頭碰膝前屈伸展坐式　*Parivrtta Janu Sirsasana*
Revolving Head to Knee Pose

杖式　*Dandasana*　Staff Pose

束角式　*Baddha Konasana*　Bound Angle Pose

併腿手抓腳趾式　*Ubhaya Padangusthasana*　Both Feet Big Toe Pose

東方延展式　*Purvottanasana*　Intense Stretch to the East Pose

肩立式　*Sarvangasana*　Shoulder Stand

門閂式　*Parighasana*　Cross Bar of the Gate Pose

勇士一式　*Virabhadrasana I*　Warrior I

勇士二式　*Virabhadrasana II*　Warrior II

勇士三式　*Virabhadrasana III*　Warrior III

倒箭式　*Viparita Karani*　Legs up the Wall Pose

烏鴉式　*Bakasana*　Crow Pose

側平板式　*Vasisthasana*　Sage Pose

側角式　*Utthita Parsvakonasana*　Extended Lateral Angle Pose

犁式　*Halasana*　Plow Pose

船式　*Navasana*　Boat Pose

單腿鴿王一式　*Eka Pada Rajakapotasana I*　Pigeon Pose

聖哲馬里奇一式　*Marichyasana I*　Great Sage Pose

聖哲馬里奇三式　*Marichyasana III*　Great Sage Pose

蝗蟲式　*Salabhasana*　Locust Pose

樹式　*Vrksasana*　Tree Pose

螢火蟲式　*Titibasana*　The Insect Pose

頭立式　*Sirsasana*　Headstand

頭碰膝前屈伸展坐式　*Janu Sirsasana*　Head-to-Knee Pose

駱駝式　*Ustrasana*　Camel Pose

龜式　*Kurmasana*　Turtle Pose

嬰兒式　*Balasana*　Child's Pose

攤屍式　*Savasana*　Corpse Pose

鷹式　*Garudasana*　Eagle Pose

Strength & Conditioning 013

雷隆醫師的瑜伽解剖 II：關鍵體式
The Key Poses of Yoga: Scientific Keys, Volume II

作　者｜雷‧隆（Ray Long）
繪　者｜克里斯‧麥西弗（Chris Macivor）
譯　者｜黃宛瑜
審　定｜張怡沁

堡壘文化有限公司
總 編 輯｜簡欣彥
副總編輯｜簡伯儒
責任編輯｜郭純靜
編輯協力｜劉綺文、翁蓓玉
行銷企劃｜游佳霓
封面設計｜萬勝安
內頁構成｜IAT-HUÂN TIUNN

有著作權　翻印必究
特別聲明：有關本書中的言論內容，不代表本公司 / 出版集團之立場與
意見，文責由作者自行承擔

出　版｜堡壘文化有限公司
發　行｜遠足文化事業股份有限公司（讀書共和國出版集團）
地　址｜231 新北市新店區民權路 108-2 號 9 樓
電　話｜02-22181417
傳　眞｜02-22188057
Ｅｍａｉｌ｜service@bookrep.com.tw
郵撥帳號｜19504465 遠足文化事業股份有限公司
客服專線｜0800-221-029
網　址｜http://www.bookrep.com.tw
法律顧問｜華洋法律事務所　蘇文生律師
印　製｜凱林彩印有限公司
初版 1 刷｜2024 年 4 月
初版 2 刷｜2024 年 6 月
定　價｜新臺幣 580 元
ＩＳＢＮ｜978-626-7375-69-3
　　　　　978-626-7375-80-8（EPUB）
　　　　　978-626-7375-79-2（PDF）

The Key Poses of Yoga: Scientific Keys, Volume II, 3e
Texts by Raymond A Long, MD, FRCSC
Illustrations by Chris Macivor
© 2005 and 2006, Raymond A Long, MD, FRCSC
First published in the United States.
This Complex Chinese edition published by arrangement with
Bandha Yoga Publications, LLC
through LEE's Literary Agency
Complex Chinese Translation Rights © 2024 Infortress Publishing Ltd.

國家圖書館出版品預行編目 (CIP) 資料
雷隆醫師的瑜伽解剖 . II，關鍵體式 / 雷 . 隆（Ray Long）著；黃宛瑜譯 . -- 初版 . -- 新北市：堡壘文化有限公司出版：
遠足文化事業股份有限公司發行 , 2024.04
224 面；26 x 19 公分 . -- (Strength & conditioning；13) 譯自：The key poses of yoga：scientific keys,
vol. II
ISBN 978-626-7375-69-3(平裝) 1.CST: 瑜伽 2.CST: 人體解剖學 3.CST: 肌肉
　　　411.15　　113002960